ANDREA SORINAS

El libro que la industria alimentaria no quiere que leas

Primera edición: marzo de 2024

Diseño de cubierta: Planeta Arte & Diseño

Av. Diagonal, 662-664, 08034 Barcelona (España)
Libros Cúpula es marca registrada por Editorial Planeta, S. A.
www.planetadelibros.com

ISBN: 978-84-480-4074-1
D. L: B. 20.535-2023

PEFC Certificado
Este libro procede de bosques gestionados de forma sostenible
PEFC
PEFC/14-38-00305
www.pefc.es

ANDREA SORINAS

El libro que la industria alimentaria no quiere que leas

COMPRA BIEN, COME MEJOR,
MANTÉN LA MOTIVACIÓN

LIBROS CÚPULA

ÍNDICE

INTRODUCCIÓN

A ver si no estás comiendo tan sano como creías

Tal vez pienses que estás comiendo sano. Al fin y al cabo, te pasas la vida buscando en los envases del supermercado palabras como «integral, avena, semillas, *digestive*, proteínas, bajo en grasas, sin azúcares añadidos...» y otras por el estilo.

Pero ¿y si te dijera que nada de eso, probablemente, te está sirviendo para comer más sano? ¿Te sorprendería?

Me imagino tu cara, pero ¡no te preocupes! Es normal que tanta información contradictoria sobre dietas y nutrición te desespere y que al final no sepas ya qué creer o por dónde empezar. Pero precisamente el objetivo de este libro es poner las cosas en claro, hacerte fácil lo que parece difícil, y conseguir que nunca más te hagan el lío. Y para convencerte, solo te voy a pedir una cosa.

Haz el siguiente test. No te llevará más de un minuto. Y si el resultado te sorprende, entonces, y solo entonces, te animo a que leas este libro.

¿Preparado? ¡Adelante!

➤ **¿Las galletas María son una opción más nutritiva que los cruasanes?**

Si has dicho que sí... ¡ya tienes el primer error! Las galletas contienen la misma grasa y más del triple de azúcar que los cruasanes. Sí, cari. Las galletas también son bollería industrial. Así que, cuando dudes entre ambos para darte un antojo, elije simplemente lo que más te apetezca. Pero no las desayunes a diario pensando que son una buena opción.

➤¿Qué tiene más azúcar: un zumo natural o un refresco?

¡Sorpresa! En lo referente al azúcar, el zumo natural es igual de dañino para la salud que un refresco porque llevan cantidades similares. Por eso no es recomendable su consumo habitual. Quién te lo iba a decir, ¿eh? Es verdad que tiene más vitaminas (incluso si no haces caso a tu madre y tardas más de dos segundos en tomártelo), pero el mismo azúcar. La clave está en que cuando tomamos la fruta entera ingerimos también la fibra, que ralentiza el proceso por el que el azúcar pasa a la sangre. Así que... ¡las vitaminas de la fruta mejor a mordiscos!

➤¿Cuántos huevos pueden tomarse a la semana como máximo?

Esta pregunta lleva un poco de trampa, porque... ¡Puedes echarle huevos a tu vida a diario! Se ha demonizado su consumo, pero te aseguro que tomar uno o dos huevos al día es supernutritivo y no perjudica a tu salud. Y ni caso a tu cuñado cuando te diga que aumentan el colesterol. En el libro te daré argumentos para que le cierres la boca (al menos en el tema de los huevos).

➤¿Los productos «light» adelgazan?

Ningún producto engorda o adelgaza por sí mismo. Todo depende del conjunto de tu alimentación, entre otras cosas. Pero es que, además, la palabra «light» es un lobo con piel de cordero. Solo significa que lleva menos calorías, azúcar o sal. No significa que sea sano ni que no sea calórico. Pero como este tema tiene mucha miga (y no precisamente de la integral), no te haré *spoilers*. Lo único que te puedo adelantar es que, si sigues leyendo este libro, vas a flipar.

➤¿Cuántas veces hay que comer al día?

Mira que me gusta ponerte trampas... Aunque te haya venido a la cabeza eso de las 5 comidas al día, debes saber que no es idóneo para todo el mundo. Como siempre, hay que individualizar cada caso concreto. Depende de la persona y de muchos factores. Además, en este libro no nos gusta nada eso de las reglas y las pautas estrictas. Y tampoco nos gusta lo de «contar». Ni contamos calorías ni contamos las veces que hay que comer.

¿Qué tal? ¿Cuántos fallos has tenido? Bueno, pues si han sido más que aciertos... está claro que no comprabas ni comías tan sano como pensabas 😊

La buena noticia es que este libro va a enseñarte a hacer las cosas mejor, de una vez por todas y de la forma más sencilla que puedas imaginarte. Ya verás que por aquí no nos va para nada el rollo complicado. ¡Nos encanta todo lo que sea cómodo, sin invertir mucho tiempo, y que nos permita disfrutar!

Vamos a centrarnos en las dos principales herramientas que necesitas para comer mejor (sí, lo has leído bien, ¡solo dos!): comprar sano y mantener alta la motivación.

Por supuesto, también te enseñaré más cosas, pero si dominas las herramientas anteriores, tendrás el éxito casi asegurado. ¡Todo empieza por ahí! Si compras sano, comerás sano. Y si sabes mantener tu motivación a tope, el cambio a una vida más sana se producirá con naturalidad, ¡sin dramas!, y lo más importante, de forma duradera.

En estas páginas, mediante un «paso a paso» lleno de consejos, ejemplos y ejercicios prácticos, aprenderás a comprar de forma saludable en el súper de la esquina. Incluso con productos de esos de «abrir y listo» que te salvan una cena cuando llegas a casa solo con ganas de sofá y Netflix. Te enseñaré a combinar platos saciantes, apetitosos y nutritivos, sin perder el tiempo en la cocina (¡seguro que tienes otras muchas cosas que hacer!). A llevar una alimentación consciente, donde tú manejes las riendas, sin restricciones ni prohibiciones. Sabrás reconocer y regular el hambre emocional, y darte un capricho cuando decidas que quieres hacerlo. ¡Sin culpa!

Y es que, en este libro no nos vamos a dedicar a «juzgar»: ni a los alimentos ni mucho menos a nosotros mismos. Y ojo, que esto que voy a decirte quizá también te sorprenda:

NO hay alimentos buenos o malos, porque todo depende del conjunto de tu alimentación y del contexto.

¡Comer un alimento poco nutritivo también es comer sano!

Al hacer nuestras elecciones alimentarias no debemos considerar únicamente sus cualidades nutricionales, sino también qué nivel de satisfacción nos provocan y cómo nos hacen sentir. Y, aunque a veces me gusta usar la palabra *guarrindogada* para referirme de forma coloquial a productos de baja densidad nutricional, de esos que te dan un chute de sabor y pocos nutrientes, lo hago de forma cariñosa, para sacarte una sonrisa. Pero insisto: el acto de consumirlas no está ni bien ni mal. Y mi intención en este libro es que cuando te tomes una, simplemente por placer, lo puedas hacer sin culpa. Desde el conocimiento y la decisión informada.

Así que, ya sabes... Estás al inicio de un viaje maravilloso. No tengas miedo, porque me voy contigo. Te acompañaré desde la visualización de tu meta soñada, la programaremos en el GPS, diseñaremos el trayecto, meteremos en la maleta la mejor caja de herramientas, llenaremos de motivación el depósito, y disfrutaremos cada paso de tu proceso de cambio con alegría e ilusión.

¿Qué? ¿Tenemos un trato? ¡Genial! Pues, de momento, te lo voy a poner superfácil. Solo tienes que seguir leyendo...

TU DIARIO DE GRATITUD

¡Olé tú!

Déjame que te cuente algo personal antes de comenzar con el primer paso, y también que te haga una propuesta. En los últimos años he realizado dos cursos de Psicología. No como profesional sino como paciente. Igual que yo imparto cursos y charlas para comer sano, pues también me gusta apuntarme a talleres y formaciones que me ayuden a mejorar mi salud mental. Y una de las técnicas que aprendí, y que practico desde entonces porque me parece muy efectiva, es llevar un Diario de Gratitud.

Se trata, sencillamente, de ir anotando en un diario todas aquellas cosas por las que me siento agradecida. Se puede hacer semanalmente, o incluso diariamente. **Y es especialmente poderoso cuando te encuentras en un proceso de cambio.** El anotar y agradecer los retos en los que te vas superando día a día, te proporciona una visión positiva y amable del viaje, y al mismo tiempo, elimina las emociones negativas hacia el supuesto sacrificio, el esfuerzo, las restricciones... Sencillamente, dejas de verlos como tales, porque te centras en lo bueno.

Créeme, ¡es una sensación superplacentera! Cuando practicas la gratitud por lo logrado, de forma automática aumenta tu confianza. Recordar aquellas veces en las que sí has conseguido algo muy difícil, es un truco infalible cuando te enfrentas a un nuevo objetivo. ¿Por qué ahora no vas a conseguirlo?

Pero bueno, como yo no creo en el *«a-mi-me-funcionismo»*, antes de escribir estas líneas he revisado la bibliografía científica al respecto... y he alucinado. ¡Existen multitud de estudios que avalan los beneficios de practicar la gratitud! Aumenta el bienestar, la felicidad, puede utilizarse como complemento terapéutico para el tratamiento de la ansiedad y la depresión. Y no solo eso, sino que ayuda a desarrollar y mantener una imagen corporal positiva (¡el *body positive*!)

Y, ¡ojo al dato!, que también promueve la alimentación intuitiva, consciente, es decir, la habilidad de comer escuchando tus sensaciones de hambre y saciedad, desde el autocuidado.

Así que, aquí va mi propuesta: ¿Qué tal si a lo largo de la lectura de este libro llevas un Diario de Gratitud donde te vayas felicitando por cada objetivo cumplido?

Apunta todos los logros que vayas consiguiendo, todos los cambios que vayas implementando en tu alimentación. ¡No tienen que ser grandes cosas! Ya verás que en este viaje iremos avanzando a través de pequeños objetivos. Puedes anotar, por ejemplo: «Agradezco tener mi despensa llena de verduras en conserva para emergencias, agradezco haber logrado disminuir el azúcar que añado en el café, agradezco haber cambiado el cacao soluble por cacao puro, agradezco haber incluido una pieza de fruta a media mañana, agradezco haber pedido un agua con gas en lugar de una cerveza, agradezco haberme tomado un dónut sin culpa porque lo he decidido con conciencia...».

¿Te animas? Ya verás como también me agradecerás haberme hecho caso en esto.

DIARIO DE GRATITUD

Cada día, al acostarte, intenta apuntar en tu diario tres acciones que hayas realizado relacionadas con tu autocuidado, y que te hagan sentir feliz.

Paso 1

Calienta motores

Comienza el viaje. ¿Y qué solemos hacer antes de realizar un viaje? Pues, generalmente, nos gusta informarnos de muchas cosas, por ejemplo: el tiempo que hará, la moneda del lugar, los trámites de aduana... Pero, además, si vamos en coche, será indispensable una buena revisión del vehículo.

Pues todo esto es lo que vamos a hacer en este primer paso. Informarnos, tomar conciencia de los aspectos más importantes de esta aventura que estamos a punto de emprender, y calentar motores. Así, cuando apretemos el acelerador... ¡solo nos quedará disfrutar!

1.1 ¿PARA QUÉ NARICES TENGO QUE COMER SANO?

A casi todos nos gusta viajar, romper la rutina, conocer lugares nuevos... Pero la verdad es que, muchas veces, cuando nos ponemos a planear un viaje en serio, en medio de la vorágine de la vida diaria, surge en nuestra cabeza esa vocecilla que nos dice: «Ay, ¿pero dónde vas a ir? Con lo bien que se está en casa...». Y es que la zona de confort (de la que ya hablaremos más adelante), y no me refiero solo a tu sillón favorito, es experta en abducirnos. Pues con los cambios de hábitos alimentarios, suele ser igual.

Veamos si te suena esta historia

Llevas un tiempo planeando comer más sano. Pero justo hoy, has dormido fatal y te levantas sin energía. Tienes el ánimo por los suelos, y no sabes por qué. Vamos, que no puedes con la vida... así que te permites el cruasán del desayuno.
¡Y mucho mejor, oye!
Sin embargo, a media mañana... ¡llega el bajón! Venga, otro café. Y también cae esa galletita que te mira con lástima.
Al mediodía, comes cualquier cosa rápido y con ansia. Uf, y tu cuerpo te pide una siestecita... Pero no hay tiempo.
Ala, un poco más de café con mucha azúcar entre pecho y espalda.
Por la noche, estás que no puedes con tu alma. Y como el día sano ya lo das por perdido, pues cenas una *pizza* congelada, y va que chuta. Mañana será otro día. Total...
Pero mañana es igual que hoy, y volverás a utilizar las mismas excusas de hoy.
Y el plan de cambiar se irá postergando, irá perdiendo importancia...
Como crees que solo hay dos razones para comer sano (el aspecto físico y la salud), te dirás: «Tampoco me veo tan mal, y no tengo enfermedades graves. Entonces...».
«¿¿Para qué narices tengo que comer sano??»

Por eso quiero comenzar este libro hablando de las razones que debemos tener siempre claras para comer sano. Algunas ya las sabes, pero otras me atrevo a asegurar que te van a sorprender. Con esto no quiero decirte que los motivos anteriores (el aspecto físico y la salud a largo plazo) no sean suficientes, sobre todo el segundo. Lo son. Simplemente, la cosa va más allá. Y cuando te des cuenta, te va a apetecer ponerte ya mismo a los mandos de tu alimentación.

¡Comenzamos!

Comer sano mejora tu salud (menudo *spoiler*, ¿eh?)

Comer sano va mucho más allá del aspecto físico, y está directamente relacionado con tener una salud mejor.

¡Vaya novedad! Como hemos dicho antes, esto tú ya lo tenías claro. Pero... ¿cuánto sabes sobre el tema? Quizá estos datos te sorprendan.

Según la OMS, las enfermedades crónicas se cobran la vida de 41 millones de personas todos los años, lo que equivale al 74 por ciento de todas las muertes a nivel mundial.

Estamos hablando de las enfermedades cardiovasculares (como los infartos de miocardio y los accidentes cerebrovasculares, muy relacionados con la hipertensión arterial), los cánceres, las enfermedades respiratorias crónicas y la diabetes. Enfermedades que suelen ser largas y en ocasiones, muy dolorosas. ¿Y cuál es la forma más eficaz de reducir el número de muertes por estas enfermedades? Pues, obviamente, luchar contra los factores de riesgo que propician su desarrollo:

Mala alimentación (ha quedado demostrada la relación directa entre muchas enfermedades graves y el consumo excesivo de alimentos ultraprocesados).

Sedentarismo.

Alcohol.

Tabaco.

Y es que, si te fijas, lo estamos haciendo todo al revés: comemos alimentos ultraprocesados, somos sedentarios en nuestros trabajos y en nuestro ocio, tenemos hábitos tóxicos, pasamos más tiempo detrás de las pantallas que en la naturaleza y vivimos estresados y sin descanso de calidad.

Nuestro estilo de vida define cómo nos vamos a sentir, determina qué patologías vamos a padecer... Sí, como lo oyes. Somos responsables de muchas de las enfermedades que nos hacen sufrir. Y si está en nuestra mano prevenirlas, ¿qué narices hacemos que no nos estamos poniendo ya manos a la obra?

Queda claro pues que la alimentación es uno de esos factores de riesgo que podemos y debemos regular, y en este libro te explicaré cómo pasar «de la teoría a la práctica», te pondré fácil lo difícil y te enseñaré a motivarte para el cambio.

Bueno, me imagino que ahora no te queda la más mínima duda de lo importante que es comer bien para la salud. Pero ha llegado el momento de que descubras algunas razones más por las que deberías cuidar tu alimentación.

Y qué decir de los niveles de energía...

Yo me conozco, y sé que si ceno mucho duermo mal, incluso tengo pesadillas, y al día siguiente me levanto cansada, con la cabeza lenta, con sueño.

Así que, cuando tengo algo importante de trabajo, hago lo contrario. Ceno pronto y ligero, y al día siguiente me levanto más ágil, más creativa, más activa. De hecho, *amigui*... ¡no veas cómo lo estoy practicando para escribir este libro!

Y qué decir de los niveles de energía. Es uno de los cambios que más valoro en mis pacientes. Y, de hecho, es una de sus principales quejas cuando acuden a mí. El cansancio crónico, el «no poder con la vida» ... Te podría contar decenas de casos con los que te sentirías identificada o identificado. Por ejemplo, hace unos meses comenzamos las consultas con Anaí:

El primer día, me contó que llegaba tan cansada a casa después de su jornada laboral, que no tenía fuerzas ni de sacar a pasear a su perrita Rita.
Lo único que quería Anaí era sentirse bien físicamente para poder hacer deporte sin que fuera un drama, para poder disfrutar de su mascota, de su tiempo libre... ¿te suena?
A los tres meses, estos eran sus comentarios en consulta: «¡Menudo cambio! Me noto llena de energía, de mejor humor. Cuando salgo de trabajar, tengo ganas de pasear, de hacer cosas... Ya no llego agotada a casa como antes. ¡Incluso hago deporte a diario!».
¿Te imaginas lo contenta que está su perrita Rita de su cambio de hábitos?

El estilo de vida afecta directamente a nuestros niveles de energía. Muchas veces asumimos que estar cansados todo el tiempo es normal, pero no es así, todo tiene una explicación y, muchas veces, una solución. Hace poco tuve una charla interesantísima a través de Instagram con mi compañera Claudia Llopis , dietista y divulgadora de estilo de vida antiinflamatorio. Estuvimos hablando sobre los cinco pilares fundamentales para mejorar tus niveles de energía y ganar vitalidad. Y como ves, la alimentación está en primer lugar.

Los cinco pilares básicos para ganar energía

Alimentación.

Ejercicio.

Descanso.

Manejo del estrés.

Reducción de tóxicos.

Y qué decir del resto de los aspectos de tu vida

Es que aún hay más. Una buena alimentación promueve la salud de tu microbiota intestinal y mejora tu sistema inmune. Por lo tanto, mejora la capacidad de combatir enfermedades e infecciones.

Además, mantener una alimentación saludable es esencial para preservar las funciones cognitivas del cerebro frente al envejecimiento. Se ha demostrado que comer sano estimula la memoria, y es esencial para el aprendizaje y el desarrollo intelectual.

Y no solo eso...

Lo que comes puede provocar cambios en tu manera de sentirte, no solo físicamente... ¡también mentalmente!

¡Cómo lo lees! Comer sano también puede mejorar tu estado de ánimo, tu productividad e incluso tu descanso. Por el contrario, las dietas ricas en ultraprocesados, grasas y azúcares se relacionan con estados de ánimo depresivos y ansiedad.

Lo que quiero transmitirte con toda esta información, es que conocer tu cuerpo y tener la información nutricional adecuada puede ayudarte a optimizar muchos aspectos de tu vida. ¡Y te hablo no solo como profesional, sino también por propia experiencia!

Por ejemplo, cuando era adolescente tenía mucho acné. Muchísimo. ¿Te imaginas la revelación que supuso darme cuenta de que podía controlarlo a través de la alimentación? ¡Ojalá lo hubiera sabido antes! A día de hoy, con mis treinta y seis tacos, sigo haciendo carambolas para mantenerlo a raya. Ya sé que, como me pase de azúcar, utraprocesados, carne o mi debilidad, el queso... ¡espinilla al canto! ¿Me privo de ellos? No, ya te explicaré después que esto no va de privarse de nada. ¿Tomo decisiones conscientes e informadas? ¡Por supuesto!

Y es que este es un mensaje muy importante que voy a repetirte a lo largo de todo el libro: comer sano no va de sufrir, ni de restricciones dramáticas o prohibiciones extremas. Esto va de utilizar la alimentación para tu propio beneficio. Equilibrándola. Valorando cada contexto y cada situación.

Otros ejemplos: cuando me va a venir la regla, decanto mi alimentación hacia las grasas saludables para tener un efecto antiinflamatorio. Y, cuando estoy en pleno proceso, aumento los alimentos ricos en hierro para no estar tan cansada por las pérdidas.

También tengo tendencia a sufrir altibajos en mi estado de ánimo. Por ello, cuando detecto esos días de «bajona», le meto bien de frutas, verduras o legumbres a mi organismo. Así, consigo que mi microbiota intestinal aumente la producción de ácido gamma-aminobutírico o GABA, serotonina y dopamina. Es decir, los neurotransmisores del cerebro relacionados con la felicidad.

Si no quiero que me dé un ataque de hambre a media tarde, porque no voy a poder (o querer) merendar, al mediodía escojo alimentos ricos en proteína y fibra, que me permitirán estar saciada durante más horas.

En definitiva, me doy amorcito a través de la alimentación, me cuido, porque quiero sentirme mejor, más feliz, con más vitalidad, con más ganas de hacer cosas.

Porque...

Comer sano es autocuidado.

Y, aunque ya supieras todo esto, o al menos te sonara un poco... la verdad es que te cuesta dar el paso. ¿Quieres que te diga por qué? ¡Porque no quieres renunciar al placer! Anda, claro... ¡Ni tú ni nadie!

Cada vez que pensamos en comer sano, nos asalta el miedo al sufrimiento: «¿Tendré que dejar de comer lo que me gusta? ¿Cómo voy a ser feliz si cada día será un sacrificio?». Pero, te lo vuelvo a repetir: no vas a tener que sacrificarte. Porque, en este libro, no vamos a negar en ningún momento otro de los grandes beneficios de la comida: el placer.

La comida no solo es necesaria para sobrevivir.
También sirve para disfrutar.

La comida es un placer, en todos los sentidos. No comemos solo para nutrirnos o saciarnos. Y esta faceta placentera de la alimentación es igual de importante para mí como el resto de los aspectos que hemos comentado anteriormente. Así que te enseñaré a equilibrar esa área de tu vida con el resto. La idea no es pasarse toda la vida peleando con la comida, sino aliarnos con ella para que, además de placer, nos proporcione salud, energía y auténtico bienestar.

También es muy posible que asocies el comer sano a «hacer dieta». Y que no quieras empezar otra vez ese calvario. Evidentemente. ¿Quién querría?

Pues tranqui, que este libro no es una dieta más.

Comer sano no es hacer dieta

Vamos a ver en una sencilla tabla comparativa, la diferencia entre una cosa y la otra:

HACER DIETA	COMER SANO
Tiene principio y fin. Después, vuelven los malos hábitos.	No tiene fecha de caducidad. Es un hábito duradero.
Prohíbe alimentos.	No prohíbe ningún alimento, te da pautas razonables para lograr un equilibrio.
El tándem lechuga/pechuga te mata de aburrimiento.	Es una alimentación flexible y variada con la que no te aburrirás. Al contrario... ¡te encantará probar nuevas cosas!
Es incompatible con tu vida social.	Es compatible con tu vida social... ¡y tendrás más energía para disfrutarla!
No aprendes nada, solo sigues reglas.	Tomas el mando de tu alimentación y de tu estilo de vida. Tú eres el jefe.
Tiene que ver con el control. Aumenta tu ansiedad.	Tú decides y disfrutas de las elecciones alimentarias que tomas.
Se focaliza en los resultados.	Se focaliza en el proceso de cambio, en disfrutar de cada paso del camino.

Vaya, vaya, parece que te voy convenciendo de que eso de comer sano puede molar más de lo que pensabas. Aunque quizá aún te resistes un poco al cambio... Bueno, es normal. ¡El cambio siempre da miedo! Pero yo te voy a enseñar a superarlo.

1.2. CÓMO VENCER LA RESISTENCIA AL CAMBIO

¿Te suena eso de «El lunes empiezo»?
Si estás leyendo este libro es porque tienes un deseo interno que cada vez se hace más fuerte: quieres sentirte mejor (a cualquiera de los niveles). Sabes que tus hábitos actuales no te permiten lograr eso que deseas. Sabes que para ello tienes que cambiar tu alimentación. Pero no es fácil, lo sé. Hay algo que te frena.

Puede ser por varias razones. Quizá lo has intentado muchas veces, y todas ellas hayas tirado la toalla. Sientes que eres incapaz de mantener tu determinación en el tiempo, y eso te ha llevado a un estado de frustración, de culpa, y de desánimo. Te entiendo perfectamente.

O puede que tengas miedo al fracaso. O la mala costumbre que todos tenemos de autoboicotearnos. En cualquier caso, no eres la única persona a la que eso le pasa. Porque nadie nos ha enseñado a superar esa resistencia al cambio.

Y, sin embargo, es más fácil de lo que crees...

Tu zona de confort

Quizá hayas oído hablar de ella. Es ese lugar donde nos asentamos y que, aunque no cumpla con nuestras expectativas o deseos, nos aporta seguridad, confianza y comodidad. Allí sabemos cómo funciona todo y no tenemos que enfrentarnos

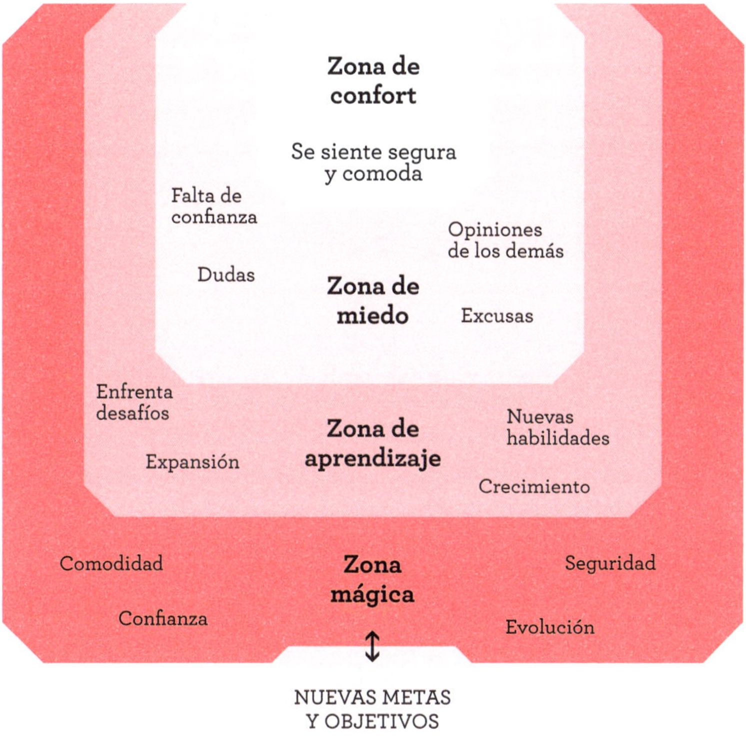

a aquello que desconocemos por temor a que no vaya a ser como deseamos o que vaya a costarnos esfuerzo.

> Quedarse en la zona de confort es lo más fácil, pero no lo mejor. Es cómodo seguir haciendo lo que has hecho siempre. No requiere esfuerzo. Aunque estés mal.

Si nos quedamos en la zona de confort, no podemos aprender ni experimentar nada nuevo. Cuando tenemos un objetivo, como el de comer más sano, necesitamos hacer cosas distintas para obtener resultados distintos. Si nos quedamos en la zona de confort, los resultados serán siempre los mismos y no conseguiremos nuestro objetivo.

El aprendizaje ocurre fuera de lo que ya conocemos.

Darte la oportunidad de salir de tu zona de confort para entrar en tu zona de aprendizaje te ayudará a demostrarte a ti mismo de todo lo que eres capaz.

La zona de aprendizaje es una zona de crecimiento y expansión. Para aprender, debemos hacer el esfuerzo de entender algo nuevo o adquirir un nuevo hábito. La cosa es que, una vez aprendido, ya no nos cuesta esfuerzo ni es desconocido, ¡por lo que se transforma en algo cómodo y seguro!

Hay un ejemplo que me gusta mucho utilizar en consulta y quiero compartir contigo. A mis pacientes suelo compararles el aprender a comer sano con el aprender a conducir. Recuerdo cuando me llegó la hora de sacarme el carnet. Al principio, se me hacía una montaña. Ufff, qué pereza, qué miedo. Era algo que no había hecho nunca, y estaba convencida de que me iba a costar una barbaridad, y que me tendría que esforzar muchísimo. Total, que no me apetecía un churro. Pero yo me había criado en un pueblo y deseaba tener autonomía... así que, no me quedaba otra que enfrentar ese reto.

Me apunté a la autoescuela. Menudo rollo. Parecía que mis temores se estaban cumpliendo. Todo lo hacía mal, me sentía insegura y me ponía supernerviosa. La primera vez suspendí la práctica por «exceso de precaución». Pero si me vieses ahora... ¡Un as al volante! Pues me pasa como a ti, que ya lo he integrado en mi vida de tal manera que aparco sin ningún tipo de esfuerzo y no me acuerdo ni de las veces que he tenido que poner el intermitente o cambiar de marcha. ¡Y encima lo disfruto!

No sé qué habría hecho si hubiera hecho caso de mis miedos y me hubiera quedado en mi zona de confort, sin sacarme el carnet. Ese hábito que me daba tanto miedo, tras aprenderlo y practicarlo, ha vuelto a pasar a mi zona segura, a mi zona de confort.

Pues aprender a comer sano, es exactamente lo mismo. Al principio da miedo. Pero todo es cuestión de practicar, de probar... Meterás la pata muchas veces ¿y qué? ¿Sabes cuántas abolladuras tiene mi coche? No importan los errores, importa las enseñanzas que sacas de ellos. Se trata de aprender, de llegar a ese punto en el que te «salga solo», y lo lleves a cabo sin darte apenas cuenta, sin sufrir. Exactamente igual que conducir.

Creemos que salir de la zona de confort nos va a costar mucho, pero, en realidad, no cuesta tanto cambiar. Tuve el placer de entrevistar a Francesc Miralles, reconocido autor de, entre otros muchos libros, *Ikigai, Namasté, Mazal, Coworking*, y experto en desarrollo personal, en mi cuenta de Instagram . Él nos dio valiosos consejos como el siguiente:

«Para vencer la pereza y otros enemigos como el miedo o la inseguridad: hazlo, aunque no te apetezca. Al hacerlo, detectarás dónde están tus obstáculos. Igual no es donde tú piensas».

No pienses, hazlo

Sobre todo, debes aceptar que tu cerebro racional va a intentar engatusarte, y no siempre lo hará a tu favor. Aquí es donde aparecerán esas excusas que no son ciertas, que obedecen a creencias limitantes. Como vienen de la razón, solo cogen los datos negativos. La razón intenta sobreprotegerte, evitarte el esfuerzo, el fracaso... Pero te aleja de probar algo nuevo. Te repite una y otra vez: «Cuidado que te la vas a pegar...». Es como un padre o una madre excesivamente protectores con su hijo.

Pero tú ya has crecido, y debes tomar las riendas de tu vida. No *sobrepienses* tanto. Pruébalo. Ya verás si te viene bien o mal cuando lleves unos días probándolo.

Conviértete en exploradora o explorador de tu vida.

Busca aliados

Pregúntate: «¿Quién va a apoyar mis esfuerzos?». Una forma de ganar la energía necesaria para el cambio es nutrirte de aquellas personas que están en tu misma vibración. Que hayan conseguido lo mismo que tú deseas o que, al igual que tú, lo quieran conseguir.

Puede ser un amigo que comparta tu misión, un mentor o un *coach* que te guíe en el camino. Que no te avergüence pedir ayuda.

Hasta los deportistas de élite necesitan un entrenador que camine a su lado, ¿verdad?

Enfócate en cómo te vas a sentir

Si entiendes el cambio de alimentación como una dieta estricta, es normal que lo pospongas al lunes, o a septiembre. Esto ocurre porque no lo estás viendo desde el punto de vista correcto. Tú lo que quieres es encontrarte mejor, ¿no? ¿Para qué esperar entonces?

Enfócate en cómo te vas a sentir, tanto a nivel físico como de autoestima, cuando hayas logrado ese reto que te estás proponiendo. Y verás cómo te pillan las prisas. Si te convences de que comer mejor, sin sufrimiento, con una alimentación flexible que te permita disfrutar, va a hacer que cada día te sientas mejor... ¡¿De verdad crees que querrás esperar «al lunes»?! Francesc ya nos lo dejó claro en aquella delicia de entrevista: para realizar este cambio de perspectiva, es fundamental cambiar las recompensas.

Imagínate, por ejemplo, que tengo que elegir entre cenar una ensalada y un pescado al horno o bien una hamburguesota completa con patatas fritas. Si escojo la hamburguesota, la recompensa que voy a obtener será inmediata y tendrá que ver con la satisfacción de comer ese tipo de alimento hipercalórico. Mientras que, si escojo la ensalada y el pescado, me sentiré más ligera, tendré mejor digestión, dormiré mejor y me ayudará a conseguir mi objetivo a largo plazo, en este caso, de cambio de hábitos.

La razón de percibir el comer sano como una imposición, es porque solo pensamos en la recompensa inmediata. La clave está en centrarnos en la recompensa a medio plazo, esa que te dará mejores resultados. Por ello, a partir de ahora, te sugiero lo siguiente:

Cambia el «tengo» que comer sano,
por el «quiero» comer sano.

A pesar de todo lo que te he dicho, sé que no puedes evitar pensar en esas cosas que son importantes para ti, o que te gustan mucho, y que te da miedo perder. Cuando realizamos cambios en nuestros hábitos, son precisamente esas pérdidas las que, de forma consciente o inconsciente, nos hacen resistirnos a cambiar.

Pero aquí va el truco definitivo: ten presente en todo momento tanto lo que ganas como lo que pierdes. Dale mucho más valor a lo que ganas, y sentirás que renuncias voluntariamente a lo que pierdes (por lo que dejará de ser una pérdida).

A continuación, te dejo un ejercicio que te ayudará a bajar a la tierra todo lo que has leído hasta ahora. ¡Ya verás cómo te ayuda muchísimo a empezar con tu cambio de hábitos!

1.3. EJERCICIO PARA SALIR PITANDO DE TU ZONA DE CONFORT

Anota en primer lugar todo aquello que ganarás al comer más sano (todo eso que deseas con tanta fuerza). Por ejemplo: «Ganaré energía para hacer planes divertidos». Y después, haz una lista de aquellas cosas a las que aceptas renunciar para conseguir esas ganancias. Por ejemplo: «Acepto renunciar a un postre dulce después de cada comida».

¿Qué gano al comer sano?

....

....

....

....

¿A qué estoy dispuesta/o a renunciar para conseguir lo que deseo?

....

....

....

....

¿Qué tal? ¿Cuál de las dos listas te hace sentir mejor? Si las comparas: ¿crees que vale la pena renunciar a las cosas de la segunda para obtener las cosas de la primera? Resulta obvio que sí, ¿verdad? Pues focalízate en ellas.

Escribe las dos listas en un papel, y cuélgalo bien a la vista: en tu cocina o en tu habitación. Lo más importante es que tengas claro QUÉ es lo que quieres. De momento, no te preocupes por el CÓMO vas a conseguirlo. Bueno, no te preocupes de nada, porque te lo voy a explicar todo con pelos y señales en los siguientes pasos.

Y ahora ya sabes que...

↓

Comer sano mejora tu vida a todos los niveles, no solo la salud y el aspecto físico. Que te toque la lotería también, pero eso no está bajo tu control.

La mala alimentación es un factor de riesgo directamente relacionado con enfermedades graves, como las cardiovasculares. Que tu jefe te saque de quicio también, pero eso no puedes evitarlo.

Cambiar de hábitos no cuesta tanto, si sabes cómo. Si los políticos cambian su discurso de un día para otro, ¡tú también puedes reinventarte!

La magia existe... pero no la encontrarás dentro de tu diminuta zona de confort. Que se lo digan a Harry Potter.

C

Paso 2

Leer etiquetas

(nivel principiante)

Ahora que ya te tengo con muchas ganas de cambiar, con el motor de tu coche puesto a punto y rugiendo impaciente, vamos a empezar a definir cómo va exactamente esto de comer sano.

2.1. SI COMPRAS SANO, COMES SANO

Y la primera verdad que te tienes que grabar a fuego en tu cabeza, es la siguiente:

Si compras sano, comes sano.

Si compras *guarrindogadas*, comes *guarrindongadas*.

Así de fácil. Es que no hay más.

Entonces ¿cuál es el problema? Si es tan fácil... ¿por qué tanta gente piensa erróneamente que come bien, y comete el primer error, sin darse cuenta, en el supermercado? ¿En qué fallamos al llenar el carro de la compra?

Pues, así en líneas generales, te diré que el principal error es comprar alimentos ultraprocesados pensando que son sanos. ¿Y por qué? Pues porque así nos lo han hecho creer. Porque nos lían. Pero vamos por partes.

Lo primero es comprender cómo la forma de alimentarnos ha cambiado tanto y tan rápido durante las últimas décadas. Ya no comemos lo mismo que comíamos de pequeños. Lo que antes era malo ahora es bueno. Y viceversa. Cada día se desmontan viejos mitos y nacen nuevos (no me digas que no has alucinado con saber que puedes comer huevos a diario, siendo que hasta hace poquito era considerado el Lucifer del colesterol). ¿Y por qué sucede todo esto? Bueno, pues yo te lo cuento.

Por un lado, tenemos a la industria alimentaria, que solo en España, mueve 140.000 millones de euros al año, y cuyo gran objetivo no es nutrirte mejor, sino vender más. Por otro lado, tenemos a la ciencia de la nutrición, que no deja de sacar nuevos estudios que hacen que continuamente estemos cambiando de opinión. Si para ti es frustrante, imagínate cuánto lo es para los nutricionistas, que tenemos que estar estudiando y actualizándonos sin descanso para poder aconsejarte en base a la última evidencia científica.

Por otro lado, tenemos a los gobiernos, que, evidentemente, tienen gran protagonismo en lo que debemos y no debemos comer. No solo por sus guías alimentarias, sino por la «permisividad» que dan a ciertos alimentos, por el interés que sea.

Y el resultado de todos estos factores es que la industria alimentaria exagera cualquier hallazgo científico para beneficiarse económicamente y el gobierno se lo permite ya que tienen mogollón de dinero. Y tú te haces un lío dando vueltas por el supermercado.

¿Y cuándo empezó todo este lío con los alimentos?

Los seres humanos no teníamos dudas sobre cómo alimentarnos hasta que empezamos a «meter mano» en los alimentos, es decir, a modificarlos. Y de eso, no hace tanto.

Todo empezó hace unos 250 años, coincidiendo con la Revolución Industrial. Los avances tecnológicos permitieron la conservación de alimentos de manera más eficiente y la producción a gran escala de productos más baratos. Esto cambió significativamente los patrones de consumo. Nuestras despensas se llenaron de azúcar blanco y harinas refinadas.

Llegaron poco después los aceites vegetales refinados y las grasas hidrogenadas. La hidrogenación de aceites vegetales y la producción de grasas trans mejoraron la textura y la vida útil de muchos alimentos. Así se creó la margarina como sustituto barato y de calidad inferior a la mantequilla.

Entraron en nuestra vida los productos procesados, altos en grasas saturadas, azúcares refinados y aditivos. Con el tiempo se descubrió que estos ultraprocesados se asociaban a un mayor riesgo de enfermedades cardiovasculares y otros problemas de salud, como la obesidad, la diabetes tipo 2, etcétera. Pero en ese momento solo importaba si el hallazgo abarataba el producto. De hecho, a lo largo del siglo XX, y a pesar de las advertencias de los científicos sobre los riesgos de esta occidentalización de la dieta, se siguieron introduciendo una gran variedad de productos basados en harinas refinadas, como cereales para el desayuno, pastas «blancas», y otros ultraprocesados.

En los años sesenta, la comunidad científica anunció que las grasas animales eran muy perjudiciales. La industria de Estados Unidos se agarró a ese dato como a un clavo ardiendo e intentó convencer a todo el mundo de que las grasas vegetales hidrogenadas eran mejores. Así, esa margarina que se había creado como sustituto barato de la mantequilla pasó a ser la grasa más bien vista. ¡Ay, madre, si es todo lo contrario!

Como ves, toda esta hiperdisponibilidad alimentaria, toda esta comodidad, trajo consigo un alto precio a pagar por el consumidor, el empeoramiento de su salud. Mientras que a la industria alimentaria solo le trajo un gran enriquecimiento.

En España llegó todo un poquito más tarde. La década de 1970 no solo presenció la transición política, sino también una importante transición alimentaria. La globalización de multinacionales supuso la entrada en el mercado español de productos procesados como las bebidas azucaradas, los cereales azucarados y los alimentos con grasas trans. Los ultraprocesados empezaban a llegar a nuestras tiendas ante los ojos ilusionados de una generación deslumbrada por tanta novedad.

La industria nos hacía creer que los alimentos ultraprocesados eran mejores que los frescos. ¡Hasta hubo un *boom* en el que parecía que la leche de fórmula para lactantes era mejor que la leche materna! ¿Adivinas quién lo estaba liderando? Esa empresa que aún ahora sigue detrás de la mayoría de los ultraprocesados dulces. La de mi chocolate favorito, de cuyo Nombre No Quiero Acordarme.

Y en aquella época en la que
todo lo nuevo era mejor, nos lo creímos.

Y así, mientras sonaba de fondo Nino Bravo o Mocedades, las galletas María, el cacao soluble que venía «del África Tropical», la leche condensada o las pastillas de «caldo» empezaron a colonizar nuestras despensas.

Qué te puedo contar que no sepas si también eres de aquella generación. O si eres de alguna posterior, al igual que yo, llevarías al colegio los famosos bollitos rellenos de cacao o aquellos rosas con nombre de felino para el almuerzo. Y para merendar, bocadillos de crema de «avellanas y cacao» o de paté de cerdo sucedáneo de *foie gras*. También te sonarán las cenas de salchichas de Frankfurt y kétchup. ¡Ah! y aquellos polvos de dudosa procedencia con los que nos hacíamos refrescos de naranja, lima y frutas del bosque...

La influencia de la comida rápida estadounidense comenzó a ser más evidente con la aparición de cadenas de comida rápida en España. A partir de la década de 1990, surgieron como setas por todo el país, popularizando aún más el consumo de alimentos procesados y ricos en azúcares y grasas.

Después llegó el otro extremo: la demonización de las grasas, el auge de los productos *light*, etcétera. De repente, le quitaban grasa a todo. Pero ¿qué hacían para que siguiese siendo sabroso? Pues añadirle azúcar, lo cual tiene igual o peores consecuencias para la salud de los consumidores.

Como resultado de todo esto: de 1990 a 2010 el consumo de ultraprocesados en España aumentó un 20,7 por ciento. Y eso, a pesar de las advertencias de los científicos sobre los efectos perjudiciales sobre la salud de este tipo de alimentación.

¿Somos tontos?

No fue hasta las últimas décadas del siglo XX y principios del siglo XXI, cuando por fin caló el mensaje que ya nos dieron los científicos hace unos ochenta años sobre los efectos perjudiciales en la salud de una dieta alta en azúcares, grasas no saludables y alimentos procesados.

Ochenta años hemos tardado en escucharlos, ochenta.... ¿Somos tontos? Sí. ¡Y, aún hoy en día, hay personas a las que les importa un bledo la nutrición!

> Hay dos cosas que son infinitas: el universo y la estupidez humana. Sobre el universo no estoy tan seguro.
>
> Albert Einstein

Por desgracia, a los que sí nos preocupamos por la nutrición (y te felicito por unirte al equipo) no nos lo están poniendo fácil. Este despertar del interés en la nutrición y este aumento en la demanda de alimentos más saludables es bueno, sí. Pero no ha hecho más que aumentar el tremendo lío al que nos enfrentamos cada vez que entramos en el supermercado.

Porque la industria alimentaria, en lugar de ser transparente con los ultraprocesados, nos venden (y compramos obedientemente) sus versiones «0 % azúcares», «enriquecido con hierro» o «sin grasa de palma». Hoy en día, veo carros de la compra con disparates como un bollito de aquellos que yo merendaba relleno de cacao, peeeero, eso sí: con «0 % azúcares y enriquecido con hierro».

Si hasta en los colegios han tenido que poner un día obligatorio para que los niños lleven fruta al recreo porque todos los días reinaban los envoltorios de galletas, bollos, etcétera, que, lejos de nutrirles, empeoran su salud.

Todas estas *guarrindongadas* no son comida como tal, sino «cosas» o preparaciones industriales comestibles. Por supuesto, como son comestibles, no pasa nada por comerlas puntualmente. Y, por supuesto, no estoy hablando de prohibirlas. Pero si debes comprender que, consumidas de forma habitual, son insanas, estimulan el apetito de manera artificial y favorecen la aparición de enfermedades.

La mayoría de los alimentos ultraprocesados contienen al menos una de las siguientes sustancias: sal, grasas de mala calidad, azúcar y aditivos. Aunque en la mayoría de los casos presentan las cuatro a la vez. También es muy común la presencia de harinas refinadas. Estos ingredientes están íntimamente relacionados con las principales enfermedades occidentales del siglo XX: cardiovasculares, sobrepeso, diabetes mellitus tipo 2, síndrome metabólico y cáncer.

Por si fuera poco, el consumo de alimentos ultraprocesados puede provocar adicción a la comida. Además, afecta al estado de ánimo, al estado de alerta, y empeora los síntomas del cansancio, el estrés, la ansiedad y la depresión, lo que refuerza un círculo vicioso.

Y con el paso de los años, le han ido ganando espacio a la comida fresca, a la de verdad, hasta hacerse omnipresentes en nuestro día a día. Los ultraprocesados desplazan el consumo de aquellos nutrientes, como vitaminas, minerales o fibra, que nos protegen contra las enfermedades mencionadas. Claro, cuanta más comida basura comemos, menos comida de la que realmente nos nutre entra en nuestra alimentación diaria. Es decir, estamos comprando papeletas para enfermar ¡por partida doble!

¿Sabías que representan alrededor del 80 por ciento de los productos que podemos encontrar en un supermercado?

Quizá estés pensando: «Andrea, tú alucinas... ¡no será para tanto!». Me vas a dar la razón cuando veas los siguientes ejemplos. Todos estos son alimentos ultraprocesados: fiambre de pavo, salchichas de Frankfurt, galletas y cualquier otro tipo de bollería industrial, *pizzas*, precocinados, refrescos, postres dulces, pero también yogures con sabores o de trocitos, gulas, palitos de cangrejo, tomate frito... ¿Sigo?

Cuando salí de la carrera, tuve el placer de conocer a Juan Revenga, nutricionista referente en divulgación y educación. Fue él quien me recomendó el libro *El detective en el supermercado* de Michael Pollan. No le puedo estar más agradecida, ya que me ha inspirado profundamente a lo largo de mi profesión y también, por supuesto, a la hora de escribir estas líneas.

Hay una frase que se me quedó especialmente grabada:

> No coma nada que su bisabuela
> no reconocería como comida.

Por aquí hablaremos más veces de esa bisabuela como guiño cariñoso a mi admirado Pollan. Y es que... ¡cuánta razón tenía! ¿Acaso tu bisabuela reconocería un palito de cangrejo como comida? ¿Crees que le daría con total confianza un bollo rosa con nombre de pantera a sus niños? Bueno, tal vez esta fuera una bisabuela un pelín demasiado estricta. Tampoco se trata de no comer «nada de nada» de todo eso... Pero no quita que tuviera mucha razón. Aun así, vamos a matizar.

Tampoco se trata de eliminar por completo los ultraprocesados

Si hay algo que quiero dejar claro con este libro y repetiré en varias ocasiones es que no hay ningún alimento prohibido, ni «malo», incluso si hablamos de ultraprocesados. Todo depende del contexto. No se trata de abandonarlos por completo, sino de reducirlos.

Recuerda... ¡Una de las funciones de la comida también es dar placer, no solo nutrirnos!

Obsesionarte con eliminar los ultraprocesados de tu dieta puede aumentar el riesgo de atracones y picoteos. Es decir, puede empeorar tu relación con la comida. Si te impones normas rígidas e inflexibles, solo conseguirás provocarte ansiedad por comer ese tipo de productos «prohibidos».

Me encantaría, pero no me apetece.

Phoebe Buffay (*Friends*)

Además, no es necesario, ya que solo son problemáticos si se consumen de forma habitual. Lo que voy a intentar es que realices un consumo más responsable y obviamente, que sepas diferenciarlos para que no te tomen el pelo. Así que, ese será nuestro objetivo: reducirlos. O lo que es lo mismo, consumirlos con conciencia alimentaria y flexibilidad.

2.2 CÓMO COMPRAR SANO Y NO MORIR (DE DESESPERACIÓN) EN EL INTENTO

Vale, Andrea, me has convencido. Quiero reducir el consumo de ultraprocesados y aprender a comprar bien. Pero ¿cómo lo hago?

Pues mira, tengo una buena noticia para ti: no es tan difícil. Compra comida, no «cosas con etiqueta», mayoritariamente de origen vegetal. Y listo.

Hay que basar la alimentación en materias primas o mínimamente procesadas que no requieran «descifrar» etiquetas.

Vale, de acuerdo, admito que la cosa no es taaaan simple. Lo cierto es que, tanto tú como yo, hemos nacido en la época de las prisas, y de alguna forma, «necesitamos» los productos que nos ponen la vida más fácil, que mejoran nuestras recetas y que nos hacen ahorrar tiempo. Y no voy a ser yo la que te complique la vida, te lo prometo. De hecho, vas a seguir comprando «cosas» con etiqueta, de esas de «abrir y listo».

Pero voy a enseñarte a diferenciar cuáles son sanas y cuáles no. Para que luego tú puedas tomar la decisión consciente e informada de cuál comprar.

Cómo leer (y entender) las etiquetas

Todo empieza por aquí: por saber leer las etiquetas, y entender lo que nos dicen. Y sí, como te he dicho antes, hay alimentos con etiqueta, que son saludables. Los llamamos procesados, pero sin el «ultra». Algunos ejemplos son: un buen queso, el pescado en conserva en aceite de oliva o al natural, el propio aceite de oliva, las verduras congeladas o en conserva, etcétera.

A lo largo de este libro voy a explicarte de forma muy sencilla cómo leer etiquetas hasta llegar a un nivel «top» para que sepas en todo momento lo que estás comprando. En este paso comenzaremos con los conceptos más básicos. Y de momento, aquí va el primero: **no te dejes engañar por la portada del producto.**

Y es que es ahí, en la portada o etiqueta frontal donde pueden «tendernos la trampa» con reclamos como los siguientes:

Términos del tipo: «Casero, natural, mediterráneo, receta de la abuela, rico en fibra, rico en hierro, rico en...».

Las versiones *light* o 0 %, destinadas a las dietas de adelgazamiento. Y ¡ojo!, que también hay marcas con su versión rosa o morada (más enfocadas a mujeres). ¿En serio? Pues sí, alucina.

Sellos o avales de sociedades médicas u organismos «oficiales» que «certifican» sus bondades nutricionales (fíjate en las galletas esas de dinosaurios).

Y otros términos como: «Sin gluten, BIO, ECO o vegano», que no siempre significa que sea sano.

Ni caso. Son humo. ¿Te suena una portada de un tomate frito «receta artesana»?:

¿Cómo que receta artesana? ¿Eso qué significa? ¿Que lo ha hecho alguien con sus propias manos? ¡Es que solo les falta poner una foto de una abuela!

Para no caer en la trampa de la portada, el primer paso que debes hacer siempre, siempre, siempre es girar el producto e ir a donde pone: «Ingredientes». Y leerlos.

Así, evitarás llevarte a casa un producto que parece saludable cuando, en realidad, no lo es.

¿Y qué significan las letras por colores que aparecen en la parte de delante de muchos productos?

Te refieres al NUTRI-SCORE. Es un sistema de etiquetado frontal que puntúa en una escala del 1 al 5 con letras y colores. En teoría, su uso se justifica para elegir el producto más saludable comparado con otros de la misma categoría.

Pero considero que crea confusión al consumidor ya que ojo:

Tiene permisividad con el azúcar.

Penaliza las grasas, sin contextualizar el tipo de alimento.

Aprueba las harinas refinadas.

Por poneros un ejemplo, los cereales chocolateados infantiles que todos conocemos están calificados con una «A» verde (la mejor valoración). Y el aceite de oliva virgen extra comenzó valorado con una «D» roja (no apto) que posteriormente se modificó a una «C» amarilla (ni bueno ni malo).

Mientras te escribo estas líneas se ha recalculado el algoritmo para que no penalice a ciertos alimentos, pero considero que va a continuar confundiendo a los consumidores ya que, según el creador del etiquetado nutricional NutriScore, el científico francés Serge Hercberg: «El aceite de oliva no puede tener la nota máxima».

Ya te digo yo que si tu bisabuela viera esto se llevaría las manos a la cabeza y te gritaría ¡¡NO TE DEJES ENGAÑAR!!

No seré yo la conspiranoica que afirme que aquí está habiendo un blanqueamiento de alimentos ultraprocesados y un enorme conflicto de intereses. No seré yo.

En fin, que ya ves... o aprendemos a leer las etiquetas o lo llevamos claro.

¿Pero no hay una *app* que haga esto por mí?

Cada vez que veo a alguien en un supermercado, con una caja de galletas o cualquier ultraprocesado, escaneando el código de barras para ver si lo pueden comprar, me parece un auténtico disparate.

No sé a ti, pero a mí me da la sensación de que nos están programando para no pensar, para no tener criterio propio... Aunque claro, eso para la industria sería la panacea.

Vale, bien, las *apps* de escaneado de etiquetas son rápidas y cómodas. Pero cuidadito aquí. Es imposible que estén actualizadas respecto a todos los productos. Los criterios de clasificación son dudosos. Son dispares y no se actualizan. Además, puede haber mucho conflicto de intereses detrás.

Y, sobre todo, no generan consumidores autónomos. «¿Y si no sale en la *app*, entonces qué hago?» Pues nada, porque como no has aprendido a tener autonomía...

Podrían ser recomendables para comparar entre productos de la misma gama, sí, pero es mucho más valioso y seguro que aprendas a interpretar las etiquetas por ti misma o por ti mismo. Solo así, podrás relativizar la información que te dan estas aplicaciones y ponerla en contexto. Y desarrollarás tu propio criterio gracias a la educación nutricional que te voy a dar en este libro. ¡Vas a aprender a ser tu propia *app*!

A la industria alimentaria no le interesa que comas sano

Esta es una de las verdades que debes tener más clara durante tu proceso de cambio. La industria alimentaria gana más dinero si compras productos ultraprocesados. Lo que a ella le conviene es fabricar productos baratos, que estén ricos y que duren mucho. Pero lo hace así para que les resulte más fácil la distribución y venta, no para que a ti te duren más en la despensa. El objetivo es que tú cada vez compres más y más, y ellos ganen más y más dinero.

¿Y cómo lo hacen? Pues cuentan con aditivos, potenciadores del sabor, aromas, etcétera, que hacen que el producto tenga más sabor, ese «punch» característico, que tenga una textura idónea, un color atractivo... Y no solo eso, estimulan el apetito de manera intensa. Por lo que no podemos parar de comer «hasta que se acaba el paquete».

Además de ser irresistibles, ¡están por todas partes! ¡Y encima nos bombardean con publicidad para que los compremos!

Como te decía antes, estos alimentos no solo empeoran nuestra salud, sino que no nos aportan nada bueno, no nos nutren. El ultraprocesado también reduce el poder saciante de los alimentos. Es la pescadilla que se muerde la cola ya que estos productos ni nos nutren ni nos sacian, por lo que comemos más y compramos más.

Y tampoco te dejes engañar por las supuestas «conversiones» de algunas marcas a versiones más saludables. Como si, de repente, les hubiera entrado la mala conciencia...

«¡Nueva fórmula!
¡Sin grasa de palma!»

¿Te suena?

Ya sabes que no debes fiarte de ese tipo de reclamos. Recuerda siempre esto: el objetivo cuando los fabricantes reformulan un producto no es volverlo más sano como a ti te hacen creer. Su objetivo es el mismo de siempre: **QUE COMPRES.**

Te crean necesidades falsas, porque, en el fondo, tú no «necesitas esa crema de cacao sin grasa de palma». Lo que realmente necesitas comer, son los alimentos saludables, son las materias primas, a las que no les hace falta tanta etiqueta. Si te apetece la crema de cacao, cómprala. ¡Pero que no sea porque te la han colado!

Ahora ya tienes claro, si no lo tenías antes, que las marcas usan mogollón de trampas y trucos (legales) para venderte más. Pero yo voy a enseñarte a detectarlos, para que no vuelvan a liarte.

> Nosotros hemos hecho algo que ustedes no han hecho, que es engañar a la gente.
>
> Mariano Rajoy

Por eso, este es el libro que la industria alimentaria no quiere que leas.

«Bueno, yo es que lo compro todo en tiendas ECO.»

Siento darte una mala noticia: las versiones ecológicas no son siempre ni obligatoriamente las más sanas. *Whaaaaat??* Te explico. No siempre está claro si la diferencia en los valores nutricionales y de toxicidad frente a los productos no ecológicos es significativa. En las tiendas eco encontrarás productos muy saludables y que valen la pena, y otros que no. Y son más caros. Obviamente, hay otros motivos muy válidos para consumirlos, como el tema de la sostenibilidad y la producción respetuosa con el medio ambiente. Pero, entonces, ten claro por qué los compras.

Te voy a dejar como ejemplo los ingredientes de una crema de cacao y avellanas ECO de una conocida cadena de productos ecológicos.

Azúcar integral, avellanas* (14 %), aceite de girasol*, cacao en polvo desgrasado* (7,5 %), harina de soja*, manteca de cacao*. Emulsionante: lecitina de soja*. Aromas naturales.(*) De agricultura ecológica.*

Como has podido ver, a tope de azúcar. Y aquí va otro *spoiler* que ya veremos a fondo más adelante: el azúcar integral es exactamente lo mismo que el blanco. Y el aceite de girasol es de bajísima calidad ,y, aunque sea ecológico no quiere decir que se esfumen los perjuicios que estos ingredientes ocasionan en tu salud.

Vaya, que este producto viene siendo una *guarrindongada*, pero ECO.

2.3. CLASIFICACIÓN FACILONGUIS DE LOS ALIMENTOS

Antes de seguir explicándote cómo leer las etiquetas de los productos, nos resultará útil que te explique la clasificación de los alimentos según su grado de modificación. Y es muy sencilla. Todos los alimentos que podemos encontrar en el súper (dentro de la amplia oferta que existe) se dividen en tres grupos:

En primer lugar, tenemos los alimentos frescos, sin etiqueta. Esos que tu bisabuela conocía a la perfección. No deberían ir envasados, pero, si lo fuesen, en su etiqueta solo llevarían un ingrediente: la materia prima. El ser humano no ha metido mano para modificarlos. Aquí tendríamos: frutas, verduras, legumbres secas o tiernas, huevos, pescados, carnes, leche, cereales integrales enteros...

En segundo lugar, están los alimentos procesados. Aquí ya el ser humano ha metido mano para modificarlos «a su antojo», pero han sufrido poca modificación. Normalmente, para mejorar la seguridad alimentaria, alargar la vida útil o cambiar su textura para mejorar su digestión.

Son alimentos de la primera clasificación (materias primas) que se han juntado y metido en una lata, o bien se han cocido, o les han aplicado algún tratamiento térmico, o se les ha añadido zumito de limón y formado una conserva, etcétera. Si llevan aditivos, estos tendrán la finalidad que te comentaba anteriormente: mejorar su seguridad alimentaria. Como si tú hicieses esa conserva en casa.

Sus etiquetas suelen ser cortas, de menos de 5 ingredientes. ¡Y con palabras que entiendes! Además, se parecen al alimento «raíz». O bien porque lo ves perfectamente (ej. sardinas en lata) o bien porque mantienen el color original (como el yogur natural).

Aquí van algunos ejemplos:

Jamón serrano, tomate triturado, café molido natural, cacao puro en polvo...

Yogur natural (leche y fermentos), garbanzos cocidos (garbanzos, agua, sal y un antioxidante), atún en aceite de oliva (atún y aceite de oliva)

O alimentos con modificaciones sencillas como las de un buen pan integral de calidad: han molido el grano de cereal integral, le han añadido masa madre, agua y sal.

Y, en tercer lugar: los ultraprocesados. Las modificaciones de estos tienen una finalidad muy distinta. Ya no son por seguridad alimentaria, para su conservación o para mejorar su digestibilidad. Han sido creados para agradar al consumidor.

Sus etiquetas suelen ser largas, con un montón de palabras raras que no entiendes.

Suelen llevar muchos aditivos. Y entre ellos se cuelan aquellos que sirven para volver el producto más atractivo y que casualmente, te incitan a comer más. ¿Quién añadiría en una conserva casera un «potenciador del sabor»? Pues eso.

Algunos ejemplos: yogures de sabores, fiambre de pavo, salchichas, galletas, palitos de cangrejo y gulas, refrescos, bebidas energéticas, pan de molde, natillas u otros postres dulces, tomate frito y salsas, cereales del desayuno (refinados y/o azucarados), cacao soluble azucarado...

Si te fijas, son productos que no suelen parecerse al alimento raíz. En consulta y en mi curso de etiquetas siempre me gusta hacer la siguiente broma: si viene un marciano y le dices que un palito de cangrejo proviene del crustáceo o que el fiambre de pavo (cuadrado, imagínate) proviene del pavo, o que el pan bimbo blanco proviene del grano de trigo integral oscuro, no se lo creería ni por asomo.

¿Cómo distingo los procesados sanos de los ultraprocesados?

En realidad, es muy fácil. Ya te he dado algunas pautas en el punto anterior, al explicarte la clasificación de los tres grandes grupos de alimentos. Pero aquí va una regla de oro:

Si ves una etiqueta muy larga, con palabras que no entiendes, y estás buscando algo sano, simplemente vuelve a dejarlo en el estante. No hace falta que leas más, seguro que puedes encontrar una opción mejor (más natural).

Aprovecho para recordarte que el consumo puntual de ultraprocesados no es algo que deba agobiarte. Pero sí quiero que aprendas a reconocerlos, y a distinguirlos de los procesados sanos, para que tú decidas, con conciencia, cuándo los quieres incluir en tu despensa y por qué.

La cosa se complica un poco más con el segundo grupo, el de los procesados. Es ahí donde te surgen las dudas. Es normal. La industria alimentaria se las sabe todas y te intenta confundir con reclamos como «rico en fibra», «light», 0 %... Y encima son esos productos que te hacen la vida más fácil. Los que sí quieres comprar de manera habitual. Aquí es donde tenemos que detenernos (y ponernos las gafas jeje) para leer bien las etiquetas.

¿Que sería más fácil comprar solo alimentos frescos para no liarnos? Bueno, en ese sentido, sí. Pero la realidad es que vivimos en un mundo muy diferente a la época de nuestras bisabuelas. El ritmo es muy distinto, y la falta de tiempo nos complica la vida de una manera... Por eso, necesitamos seguir comprando productos de «abrir y listo», que nos hagan la vida un poco más fácil. Así que, no hay más remedio. Tienes que aprender a comprar productos con etiqueta. Y yo voy a enseñarte.

Un error común que veo en mis pacientes y alumnos del curso de etiquetas es que lo primero que van a mirar es la tabla. Y en la tabla, lo primero que miran son las calorías.

Las calorías no nos aportan datos significativos. No es lo mismo 100 kcal de almendras que 100 kcal de churros. Tu cuerpo y tu mente van a comportarse de distinta manera si les das uno u otro. Por eso, no vamos a contar calorías, sino que miraremos la calidad de los ingredientes.

2.4. LO IMPORTANTE SON LOS INGREDIENTES

Empecemos con el número de los ingredientes. ¿Recuerdas la regla de los cinco? Los ingredientes deberían caberte en los dedos de la mano. Aunque esta regla suele ser útil para descartar alimentos ultraprocesados, no es infalible.

Puede haber algunas excepciones, como, por ejemplo, una menestra de verduras o un pisto en conserva (donde hay múltiples ingredientes, pero son saludables y poco procesados). También podemos encontrar etiquetas cortas con ingredientes poco saludables (ej. Un tomate frito con aceite de girasol y/o azúcar añadido).

Después están los aditivos. No hace falta que te aprendas de memoria los nombres de todos los habidos y por haber, pero sí que es recomendable que sepas cuáles son necesarios y los que deberíamos evitar.

De todas formas, de los aditivos hablaremos en profundidad en el Paso 4 (leer etiquetas nivel top). Ahora quédate solo con esto: evita comprar productos en cuyos ingredientes figuren potenciadores del sabor o edulcorantes.

En general, si conoces la calidad nutricional de los ingredientes, fácilmente podrás hacerte a la idea de si estás comprando algo sano o te están tomando el pelo. En esta tabla podrás encontrar una clasificación de los principales:

INGREDIENTES «OK»	INGREDIENTES PARA EVITAR SU EXCESO
Verduras. Hortalizas. Frutas. Huevos. Carne. Pescado. Marisco. Legumbres. Leche. Fermentos. Levadura. Masa madre. Cereal entero (ej. arroz integral). Harina integral (ej. harina de centeno integral). Aceite de oliva (mejor virgen). Especias.	**Azúcar (de todo tipo).** ¡Ojo! Puede aparecer con otros nombres: **siropes y jarabes: de agave, arce, abedul, arroz, maíz, malta.** **El caramelo, el almíbar, la melaza, la malta o el almidón.** Los derivados de zumos de fruta: **zumo concentrado, jugo, néctar, puré concentrado...** Todo lo terminado en -OSA: **glucosa, sacarosa, dextrosa, lactosa, galactosa, fructosa, trehalosa, maltosa, d-ribosa...** Todo lo terminado en -INA: **dextrina, maltodextrina, fructosa cristalina...** Harinas refinadas. Harina de (cualquier cereal) que no ponga integral. Grasas de mala calidad: saturadas, trans, aceites refinados (de girasol, palma, soja, algodón, coco, etcétera). Sal. ¿Aditivos? ¡Sigue leyendo!

¡Vamos con un turno de preguntas!

Ya te estoy escuchando. Seguro que estás diciendo (con las manos en la cabeza) ...

¿Pero debo evitar TODO el azúcar? ¿Qué pasa con el moreno, es más sano, no? ¿Y el de coco?

Azúcar de cualquier cosa: moreno, de caña, de coco, invertida, etcétera. Aunque el último gurú de turno te diga que el azúcar de coco o de *cuqui* es saludable, es azúcar, pero más caro. Y sí, has leído bien, el azúcar moreno también. Y la panela, por muy instagramer que parezca.

¿Y la mieeeel?

Sí, *my love*, toda la vida engañados. La miel es azúcar.

Pero si la hacen las abejitas

Es azúcar.

¿Y la miel auténtica, sacada directamente del panal con mis propias manos, no la que venden en los súper?

Es azúcar. Ya lo siento.

¿Y qué pasa con las harinas refinadas (blancas)?

El término de harina refinada se refiere al producto originado tras el procesamiento industrial de un cereal en el cual se coge el grano entero del mismo y se retira casi todo su germen y la totalidad de su salvado. Donde está todo lo bueno. Es decir, el refinamiento de ingredientes elimina la matriz alimentaria de mayor interés nutricional (fibra, vitaminas, minerales...). Solo nos quedamos con el almidón del producto, es decir ¡el azúcar! Al quitarle la fibra, además, ese azúcar pasa más rápido a la sangre y aumenta el pico de glucosa y de insulina. (Como el ejemplo del zumo, vaya.)

A diferencia del cereal integral, las harinas refinadas y sus derivados son muy pobres en fibra, poseen menos proteínas, menos vitaminas y también menos minerales y antioxidantes. Nos nutren y nos sacian mucho menos.

¿Y cómo identificar las harinas refinadas en una etiqueta?
Por legislación, siempre que ponga «harina de» (el cereal que sea) va a ser refinada. Incluso en las harinas de cereales oscuritos como el centeno. Grábate esto en tu cabecita: para que sea integral, DEBE FIGURAR LA PALABRA INTEGRAL.

Hay unas pocas excepciones como la avena, la quinoa, el trigo sarraceno, el amaranto, el teff o mijo.

¿Cómo identifico en una etiqueta las grasas de mala calidad?
Con ese nombre nos referimos a los aceites refinados, las grasas saturadas y las grasas TRANS. Y para identificarlas, debes buscar ingredientes como estos:

Aceites refinados: girasol, palma, soja, algodón, coco, etcétera.

Grasas TRANS: grasas o aceites vegetales de palma u otros vegetales total o parcialmente hidrogenados. En etiquetado aparecen «aceites vegetales hidrogenados o parcialmente hidrogenados». Ej. margarina.

¿Cómo voy a evitar la sal si casi todos los productos llevan?
Sé que la sal siempre suele estar como conservante. Así que es muy difícil encontrar productos que no la lleven. Pero vamos a

establecer un truco. Los ingredientes aparecen en las etiquetas por orden, de mayor a menor. Así que, de momento, céntrate en que, si lleva sal, al menos que esté al final del listado

Este truco también te sirve para comprar cualquier producto con sentido común. Lo ideal es que el primer ingrediente se corresponda con lo esperado.

Por ejemplo, si quieres comprar guacamole o una crema de calabaza (o *whatever*) y su primer ingrediente es agua... está claro que va a ser una tomadura de pelo y que de materia prima va a llevar bien poco. Aquí tu bisabuela te diría: «¡Nena espabila, aprende a leer etiquetas, que te están vendiendo churros por merinas!».

Vamos a ver esto con mayor profundidad en el siguiente apartado.

El producto que quieres comprar y su primer ingrediente deberían «hacer *match*», como en Tinder

Esta es una de las principales comprobaciones que SIEMPRE deberías hacer. Otro truco para que no te tomen el pelo: mira en los ingredientes el porcentaje en el que cada uno está presente. Verás muchas veces que en portadas donde se «presume» de un ingrediente en concreto, luego resulta que su presencia es casi testimonial.

Un buen ejemplo es la «pasta para ensaladas». ¿Sabes cuál te digo?, la tricolor a la cual de pequeños la llamábamos pasta «de verduras». Cogeremos como ejemplo unas conocidas hélices «de tomate y espinacas». Veamos sus ingredientes:

Pasta alimenticia de calidad superior:
sémola de trigo duro.
Pasta alimenticia compuesta a las espinacas:
sémola de trigo duro y **espinaca deshidratada (2,5 %).**
Pasta alimenticia compuesta al tomate:
sémola de trigo duro y **concentrado doble de tomate (5 %).**

Como ves, esta pasta tiene de «verduras» lo que yo de luchadora de sumo.

2.5. EJERCICIO PARA APRENDER A REALIZAR CAMBIOS FÁCILES ¡DESDE YA!

En primer lugar, quiero que vayas a tu cocina y mires qué tienes por la despensa y la nevera. A continuación, haz un listado con aquellas cosas que creías haber comprado bien, y ahora ya sabes que no, como, por ejemplo: tomate frito, galletas *digestive*, yogures 0 % de sabores...

Por último, quiero que apuntes al lado de cada producto una alternativa más sana a la que podrías cambiar fácilmente desde ya. Simplemente, aplica todo lo que te he explicado, y un poquito de sentido común.

Si necesitas más inspiración, encontrarás en mi cuenta de Instagram y en mi taller de lectura de etiquetas un montón de ejemplos y listas detalladas con cambios fáciles como los siguientes:

Cambia fiambre de pavo por jamón serrano.

Pan de molde por pan integral 100 %.

Natillas por yogur natural.

Los cereales «de la rana» por *corn flakes* sin azúcar añadido.

Tomate frito por tomate triturado (o tamizado).

Tu cacao «del África tropical» por cacao puro en polvo...

Posiblemente, después de hacer este ejercicio te estés planteando que los cambios parecen más sencillos sobre el papel que sobre la realidad. «Andrea, el sabor del cacao puro no tiene nada que ver con el que yo tomo... ¡es mucho más amargo!»

Y es verdad. Probablemente, si realizas cualquier cambio de forma brusca tu paladar rechazará nuevos sabores a los que no está acostumbrado. Pero no te preocupes, porque más adelante te voy a enseñar cómo hacer estas transiciones de manera progresiva, sin sufrir, y sin que te des casi ni cuenta.

Como ejercicio suplementario, te invito a que estés durante la siguiente semana fijándote únicamente en los ingredientes de los productos cada vez que vayas al súper. Valorarlos según todo lo que has aprendido en este paso, y practica los cambios fáciles de tu lista. En el paso 4 seguiremos avanzando en la lectura de etiquetas, hasta convertirte en una auténtica o auténtico profesional. Pero antes, vamos a meternos un buen chute de motivación.

Ya tienes todo preparado para salir de viaje. Has tomado la decisión, te has informado debidamente sobre los aspectos importantes, has revisado el vehículo, has hecho las maletas...

Ha llegado el momento de poner tu destino en el GPS y salir a la carretera.

Y ahora ya sabes que...

↓

Si compras sano, comes sano. Amén.

A que esto parece fácil: llena el carro con alimentos frescos y procesados sanos. Los ultraprocesados mejor dejarlos para algún consumo puntual.

Entonces ¿qué lo hace tan difícil?: la industria alimentaria quiere que compres más, no que comas mejor.

La portada del producto puede ser tan engañosa como el peluquín de tu abuelo. No te dejes engañar por las apariencias.

Mira siempre y en primer lugar los ingredientes. No te olvides ni las gafas ni el sentido común.

Paso 3

Pon tu destino en el GPS

3.1. QUE LA MOTIVACIÓN TE ACOMPAÑE

Oye, Andrea, se dice: «Que la fuerza te acompañe». Sí, ya lo sé, mi pequeña o pequeño Anakin. Pero es que esa frase me recuerda demasiado a la famosa «fuerza de voluntad». Y, ¿sabes qué? En realidad, tengo que contarte un secreto...

La fuerza de voluntad no existe.

¿Quééééé? ¿Cómo que no existe? Pues sí, como lo oyes. Al menos, no en la forma en la que tú crees. Vamos a ver, para ti la fuerza de voluntad seguro que es algo parecido a lo siguiente:

Estás tirada en el sofá, después de un día horrible, y hay una bolsa de patatas que te llama seductoramente desde tu cocina. Intentas resistirte, ruegas en silencio para que venga esa fuerza externa, mágica y todopoderosa que evitará que abras esa bolsa de patatas. Esperas sentada, sin hacer nada, a que la Fuerza de Voluntad venga a salvarte. Porque, en el fondo, sientes que la solución no depende de ti.

«Ojalá pudiera ser como mi prima Puri. Ella tiene mucha fuerza de voluntad. Come bien y hace deporte, sin esfuerzo», te dices, con un suspiro, mientras te metes la primera patata en la boca.

Lamento decirte que esto no va así. Lo que tiene tu prima Puri no es una fuerza de voluntad «innata», con la que fue bendecida al nacer, y que la salva de todas las tentaciones. Lo que ella tiene es motivación. Puri ha encontrado los motivos que la impulsan a luchar para conseguir un objetivo concreto. Y los ha encontrado porque los ha buscado. Y esos motivos son el motor con los que logra implantar y mantener sus buenos hábitos.

Lo que necesitamos no es fuerza de voluntad, sino tener motivos poderosos que nos empujen a conseguir un objetivo muy concreto.

Por ello, el primer paso para motivarte a comer sano es marcarte bien ese objetivo.

A continuación, voy a enseñarte a enunciarlo de la forma más eficaz. Porque, en la definición de tu objetivo, viene el secreto de la motivación y del éxito.

Por qué es importante tener un objetivo

Recordemos que estamos a punto de emprender un viaje: el proceso de tu cambio hacia una alimentación más saludable. Bueno, pues, como en cualquier viaje, tener lo más claro posible el destino marca la diferencia.

No es lo mismo decirte: «Quiero ir a un sitio bonito en el que me sienta genial», que afirmar: «Quiero ir al Carnaval de Cádiz».

Para empezar, en el primer caso no vas a poder ni programar tu GPS. Conducirás sin rumbo. Sin saber qué te vas a encontrar en el camino, las paradas que debes hacer, qué maleta preparar...

En cambio, en el segundo ejemplo, puedes prever dónde poner gasolina, qué ropa llevarte, posibles desvíos para hacer alguna visita interesante, etcétera. El destino te dará todo lo que necesitas para que el viaje sea seguro, la experiencia placentera, y tu llegada exitosa. Y lo más importante: vas a poder proyectarte allí durante todo el proceso. Vas a poder imaginarte escuchando las chirigotas, reencontrándote con viejos amigos, incluso podrás visualizar tu disfraz de plátano, o tus emociones. Y todo eso te ayudará a superar cualquier obstáculo con el mejor ánimo posible. ¿Qué importa si pillas un atasco? Puedes distraerte anticipando lo bien que te va a sentar esa «manzanilla» y ese «pescaíto frito» cuando llegues.

Pues bien, tu objetivo tiene que ser igual que ese destino: específico y medible. ¡Tienes que saber dónde vas, cuándo quieres llegar y cómo vas a hacerlo! Estoy segura de que con este ejemplo te ha quedado claro que empezar un viaje programado tiene muchas más posibilidades de éxito que si coges el coche y dices «¿dónde voy?». Pero, ojo, no vayas a tomártelo de forma literal. Pasarte una semana de vacaciones no es válido como metáfora de un cambio de hábitos. Cuando tú alcances tu destino... te quedarás a vivir en él. Ya lo verás.

Así es como debes visualizar **tu cambio de alimentación:** como un viaje a un destino en el que **vas a ser muy feliz.**

Y para ayudarte a practicar la habilidad de visualización, voy a presentarte ahora un ejercicio muy poderoso, que a mí personalmente me ha sido supereficaz, y que seguro disfrutarás muchísimo haciéndolo.

EJERCICIO: realiza tu *Vision Board o Dream Board*

Lo primero que tienes que hacer es soñar cómo va a ser tu **yo del futuro**. No cómo quieres que sea... Cómo va a ser. Cuáles son sus pilares fundamentales, sus hobbies, cómo se siente, qué ropa lleva, dónde está.

Un *Vision Board* es una representación visual de todas las cosas que te gustaría hacer, ser, sentir o conseguir en la vida. Puedes realizarlo sobre un panel o un corcho físico, pegando todo lo que quieras (fotografías, dibujos, palabras, recortes o cualquier cosa que represente tu propósito) con imanes o chinchetas. Aunque hay personas que usan plantillas digitales y lo tienen en el ordenador.

De cualquier forma, la idea es que construyas una imagen de ese futuro como si ya fuera una realidad hacia la que te estás dirigiendo. Echar un vistazo a tu *Vision Board* cada día te ayudará a mantener el foco en tus metas.

Visualizarte viviendo en el futuro que deseas te llenará de motivación para no olvidar tus propósitos por el camino y alcanzar tus objetivos.

Puedes tener varios *Vision Board*, e incluso ir añadiendo o quitando imágenes cada cierto tiempo, por ejemplo, cada año.

A medida que vayas evolucionando, deberás actualizar los sueños conseguidos, aquellos que aún están en proceso, o incluso aquellos que hayan cambiado.

Por supuesto, cada uno puede poner lo que quiera. Una imagen de un bebé, una foto cruzando la línea de meta de la maratón de Nueva York, una iguana, la reforma de una cocina... ¡Piensa en tus propios sueños!

Ahora que ya sabes cómo puedes visualizarlos fácilmente, voy a enseñarte a enunciarlos en objetivos claros y medibles que te pongan en acción y te lleven directamente hacia el éxito.

Y para que un objetivo cumpla esa función, antes de formularlo debes tener claras las respuestas a estas tres preguntas:

QUÉ quiero conseguir.

....

PARA QUÉ quiero conseguirlo.

....

CÓMO voy a conseguirlo

....

3.2. ¿QUÉ QUIERO CONSEGUIR?

Parece una pregunta fácil de responder, pero no lo es tanto. No vale con decir de cualquier manera lo que tanto deseas, como te venga a la cabeza... ¡como si le hablaras a un genio de la lámpara! Hay que formularlo teniendo en cuenta ciertas «reglas» que transformarán tu objetivo de un simple deseo a un poderoso motor de cambio.

Es el mismo ejemplo que te ponía con los carnavales de Cádiz. No vale con subirse al coche y decir: «Quiero ir a un lugar donde me sienta mejor». Tu destino debe ser específico y claro para que el propósito de tu viaje se haga realidad con más probabilidades de éxito.

¿Y cuáles son esas reglas que debe cumplir un buen objetivo?

Características de un superobjetivo

En 1981, el autor George T. Doran definió por primera vez las cualidades de lo que él llamó «los objetivos SMART». Esta palabra, que como todos sabemos significa inteligente, es también el acrónimo en inglés de los siguientes términos:

Específico *(Specific).*

Medible *(Measurable).*

Alcanzable *(Achievable).*

Realista *(Realistic).*

De duración limitada *(Time-bound).*

Según Doran, estas serían las características necesarias para que un objetivo fuese altamente efectivo como motor de cambio. Desde entonces, muchos autores han utilizado o versionado esta regla, pero la técnica que me ha resultado más inspiradora, y que yo misma utilizo en mis consultas, fue la que Yolanda Fleta y Jaime Giménez me descubrieron en su libro *Coaching nutricional: Haz que tu dieta funcione.*

Estos autores han desarrollado la técnica PRAMPE, en este caso un acrónimo de las siguientes características que un buen objetivo debe cumplir:

Debe estar formulado en POSITIVO.

Debe ser REALISTA, alcanzable.

Debe estar ACORDADO, que no te lo haya impuesto nadie.

Debe ser MEDIBLE, cuantificable.

Debe ser PERSONAL, que dependa de ti.

Debe ser ESPECÍFICO, concreto.

Vamos con unos ejemplos de mi propia cosecha para que lo entiendas de rechupete.

OBJETIVOS QUE NO SIRVEN:

«Quiero sentirme mejor conmigo misma.» No es medible, ni específico.

«Quiero dejar de estar tan cansada.» Está formulado en negativo y no es medible ni específico.

«Tengo que perder peso porque me lo ha dicho el médico.» Te lo han impuesto, no es voluntad propia.

«Quiero correr y terminar la maratón de Nueva York dentro de un mes, aunque nunca he corrido en mi vida.» Es medible y específico. Pero no es realista.

«Quiero mejorar la alimentación de toda mi familia» No es personal, no depende de ti.

OBJETIVOS QUE SÍ QUE SIRVEN:

«Quiero alcanzar un 25 % de grasa corporal en x tiempo.» ¡Perfecto! Es medible y específico. Es positivo, acordado y personal. Y realista, si calculas bien el tiempo con un profesional. Lo podríamos formular también en kilos, pues es la expresión social a la que estamos acostumbrados. Pero como nutricionista, pienso que el peso de la báscula no es el valor más significativo.

«Quiero ser capaz de dar un paseo de una hora con mi perrita cuando vuelva de trabajar.»

«Quiero correr la carrera de San Silvestre de mi pueblo en Nochevieja, dentro de tres meses.»

«Quiero volver a usar esos pantalones blancos el próximo verano, porque les tengo mucho cariño.»

«Quiero salir con mis amigas a cenar y a BAILAR, como hacía antes, y no ser la única que a los postres ya bosteza y se va para casa.»

Lo vas pillando, ¿verdad? Para cada deseo que tengas, pregúntate si cumple las características anteriores, y si no es así, reformúlalo hasta que lo conviertas en un objetivo PRAMPE. Todo puedes transformarlo a positivo, hacerlo medible, etcétera. Y si es demasiado «ambicioso», ¡no te cortes! ¡Soñar en grande también mola! Pero, entonces, para que sea realista, quizá debas marcarte antes algunos objetivos menores que serán como peldaños intermedios hacia el gran objetivo final.

Los objetivos intermedios también te servirán cuando el proceso vaya a ser largo, ya que corres un riesgo mayor de que tu motivación flaquee en algún punto del camino. Estos pequeños hitos te irán motivando al lograrlos, y harán que tu viaje sea mucho más ligero y divertido.

Y si, además de enunciar correctamente tu objetivo, le das color, le das «vidilla», con ese estupendo *Vision Board* que te vas a montar (ya me imagino esa foto tuya dándolo todo en la pista de baile con tus amigas), entonces ya te digo yo que no habrá quién te pare.

¿Qué tal si comenzamos? Pues, ale, ¡ahora te toca a ti!

EJERCICIO
escribe tu propio objetivo:

....

....

....

Y ahora, piensa en algunos subobjetivos y agéndalos todos en el tiempo:

OBJETIVO FINAL: **FECHA:**

....

OBJETIVO INTERMEDIO 1: **FECHA:**

....

OBJETIVO INTERMEDIO 2: **FECHA:**

....

OBJETIVO INTERMEDIO 3: **FECHA:**

....

Puedes ampliarlo tanto como necesites.

Y ahora que ya tienes tu objetivo, tenlo siempre presente. Pregúntate a menudo: ¿qué puedo hacer ahora mismo para acercarme a él? Pueden ser acciones pequeñas, pero todo, cuenta. Imagínate que quieres recuperar tus niveles de energía. Si te preguntas cada mañana qué puedes hacer en ese sentido, te dará la motivación necesaria en el desayuno para escoger la tostada de aguacate en lugar de las galletas.

> Debes realizar por lo menos un movimiento diario
> que te acerque un poco más a tu meta.
>
> Bruce Lee

3.3. ¿PARA QUÉ QUIERO CONSEGUIR MI OBJETIVO?

Qué difícil es empezar a comer sano si no estás convencida o convencido de los beneficios de hacerlo. Y tampoco es fácil si esos beneficios no te emocionan lo suficiente.

El caso es que, por mucho que hayas tomado conciencia de la importancia de una alimentación saludable, y por mucho que hayas definido QUÉ quieres conseguir tú personalmente, de forma concreta y medible, corres el riesgo de perder la motivación si no tienes claro PARA QUÉ lo quieres.

En este capítulo te voy a hacer una de las preguntas más poderosas que existen para mantener a tope tu motivación: ¿PARA QUÉ QUIERO CONSEGUIR MI OBJETIVO?

Es muy importante que respondas a esta pregunta cuidadosamente. Y voy a utilizar algunos de los ejemplos del capítulo anterior, para que lo entiendas de forma más fácil.

¿Para qué quiero llegar al 25 % de grasa (o x kilos, vale) en tal fecha?

....

¿Para qué quiero ponerme mis pantalones blancos en verano?

....

¿Para qué quiero correr la San Silvestre en Navidad?

....

Preguntarse PARA QUÉ quiero alcanzar un objetivo es importante, porque detrás de cada deseo hay razones emocionales. Tú no quieres conseguir el objetivo en sí mismo. ¿Para qué narices quieres correr la San Silvestre de tu pueblo, si no te dedicas al atletismo? Jeje. Lo que quieres

> recuperar es cómo te hacía sentir el tener un cuerpo lleno de energía, que respondiera a los retos y los superara. Nos movemos por emociones.

Tienes que buscar los beneficios emocionales que te va a aportar el conseguir tu objetivo. Si esos beneficios no te tocan el corazoncito, entonces no valen.

En el interesantísimo directo que mantuve con Yolanda Fleta, la coautora del libro *Coaching nutricional*, estuvimos hablando, entre otras muchas cosas, de la importancia que tiene el «para qué» en el logro de nuestros objetivos, y cómo este debe salir obligatoriamente desde nuestro interior. Me decía Yolanda:

> Es muy diferente plantearte realizar un cambio obligada por alguien, que hacerlo desde tu propia voluntad. De las dos formas supondrá un esfuerzo o ciertas renuncias, pero si tú lo llevas a cabo con conciencia y eligiendo todas esas dificultades que puedan aparecer en el camino, vas a encontrar la forma de solventarlas. Plantéate bien si ese «para qué» depende de ti o es impuesto desde fuera.

Y otra cosa, las respuestas que des tienen que estar formuladas en positivo. Las razones emocionales para desear algo tienen que hacernos felices, han de ser emociones bonitas que nos traigan recuerdos agradables. No invoques sentimientos negativos que te torturan con aquello de lo que te quieres alejar.

Un poco más adelante encontrarás un ejercicio donde te invito a bucear en todas esas emociones. Ya te advierto que, al principio, puede costar algo entrar en este juego, porque todos tendemos a protegernos de los sentimientos, nos dan un poquito de miedo. ¡Pero insiste en buscar esas razones emocionales! Porque te prometo que cuando las encuentres, tu objetivo ya no será un motor de cambio, sino que... ¡se convertirá en un cohete a propulsión de pura motivación!

Algunos casos muy inspiradores

Antes de ponernos manos a la obra con el ejercicio, voy a compartir contigo algunos casos de mis pacientes que estoy segura te resultarán muy inspiradores, y que pueden ayudarte en tu propia búsqueda.

Por ejemplo, cuando le pregunté a Raquel para qué quería comer más sano, estas fueron sus primeras respuestas:

Para sentirme mejor.

Para estar más tranquila.

Para no estar a disgusto con mi imagen.

¿Crees que sirven? Pues no mucho, la verdad. Principalmente, porque son poco específicas. No son poderosas, no tienen la fuerza emocional suficiente para que Raquel, esa noche que llega agotada de la oficina y sin ganas de cocinar, descuelgue el teléfono y se pida una *pizza* (también es verdad que existen opciones de *Fast Food* saludable, que más adelante te explicaré, y que siempre puedes tener en tu despensa. Pero cuando Raquel era novata, aun no las conocía, jeje) Y, además, la última respuesta está formulada en negativo, y en vez de resultar un chute de motivación, cada vez que la invocara le recordaría seguramente lo poco que le gusta su imagen. Y eso no puede ser, porque no hemos venido aquí para sufrir.

Total, que nos pusimos a trabajar en esos motivos, y fuimos ahondando en las emociones que le despertaba el deseo de comer más sano, y poco a poco conseguimos llegar a estas otras respuestas:

Para recuperar la seguridad en mí misma, la autoestima y volver a tener las mismas ganas de hacer planes.

Para aprender a tener hábitos saludables a largo plazo y no sentirme continuamente «a dieta» o culpable por estar «saltándome la dieta».

Para aprender a tener una relación sana con la comida: sin culpa, sin ansiedad etcétera.

Para recuperar ese armario que me hacía tan feliz y volver a disfrutar expresándome a través de la moda.

Bueno, bueno... Parece que estas razones ya son motivos mucho más poderosos capaces de evitar sin esfuerzo que Raquel se pida esa *pizza*. ¿No crees?

Otro caso que quiero compartir contigo es el de María, otra de mis pacientes con la que realizo consultas individuales y que también se apuntó al programa Come con Coco. Su objetivo principal era recuperar sus niveles de energía. La pobre estaba tan cansada debido a su negocio (un restaurante), que solo conseguía ir del trabajo a casa y de casa al trabajo.

Cuando le pregunté «para qué» quería recuperar su energía, me miró sorprendida. Creía que era obvio. Pues para dejar de estar cansada... Para disfrutar mejor de la vida, incluso del trabajo. Sí, vale, es obvio... pero le expliqué que podíamos profundizar todavía más. Y después de trabajar durante un rato, de bucear en su vida, en sus emociones y de analizarlas, me dijo que echaba muchísimo de menos no quedar con sus amigos al salir de trabajar, y que le dolía no tener fuerzas para ir a ver a sus padres en su día libre (viven un poco lejos).

Estaba perdiendo tiempo de calidad con sus seres queridos. ¡Ya lo teníamos!

No te imaginas el chute de motivación que María sintió cuando se fijó este objetivo con estas razones emocionales: «Para poder dedicar tiempo a la gente que quiero. Para poder ir a ver a mis padres en mi día libre. Para poder dedicar tiempo de calidad a mis amigas».

Consulta a consulta fuimos midiendo los resultados de su proceso. Los niveles de energía los puntuamos del 1 al 5 (por cierto, en la primera semana ya notó una mejora considerable de 3.5 puntos). Pero también medimos sus avances en las veces que podía quedar con sus amigas después de trabajar. ¡Y no veas qué feliz me hizo cuando me dijo que por fin había conseguido ir a visitar a sus padres en su día libre!

Cada vez que María tenía una tentación y quería un chute de motivación, se recordaba a sí misma su motivo real para el cambio: poder dedicar tiempo a sus seres queridos. Para ella ese motivo es importante a nivel emocional, así que le funciona como un verdadero cohete de motivación, ¿lo vas viendo?

Por cierto, justo cuando te escribo este capítulo, hemos dado por terminadas las sesiones con María. En cuatro meses ha logrado conseguir unos niveles de energía de sobresaliente, con una puntuación de 4.8 sobre 5. Flipas. Y está tan contenta, que ha tenido la amabilidad de compartir con nosotros su experiencia, a través del siguiente testimonio:

Llevaba mucho tiempo con problemas estomacales y había sido diagnosticada de colon irritable. Pero mi problema principal era un agotamiento total. Tengo un pequeño restaurante y las interminables horas de trabajo y el estrés me impedían pasar el poco tiempo libre que tenía de otra forma que no fuera descansando. En pocas semanas pasé de estar completamente sin fuerzas a recuperar mi vida fuera del trabajo. No es un camino fácil, pero Andrea me ha enseñado a identificar los sentimientos que te hacen escoger el camino más perjudicial para tu salud y mantenerlos a raya. Mis problemas de estómago prácticamente han desaparecido y de paso he bajado de peso. Así que, si estás pensando en dar un cambio a tu estilo de vida, no lo dudes y habla con Andrea.

Ahora entenderéis por qué me gusta tanto mi trabajo. Muero de amor.

¡Gracias a ti, María!

EJERCICIO: encuentra tus motivos emocionales (esos que te van a poner en marcha ¡pero ya!)

Ánimo, valiente, ha llegado tu turno. Vas a descubrir los verdaderos motivos por los que quieres comer más sano. Recuerda, no te quedes con las primeras respuestas. Profundiza en ellas. Analiza tus emociones. Pregúntate las veces que haga falta: ¿para qué? ¿para qué? Hasta que sientas que ese motivo es el que, realmente, pellizca tu corazón.

¿Para qué quiero ....?
(Escribe aquí tu objetivo, el que hayas puesto en el apartado anterior.)

....

Encuentra tres beneficios emocionales que te dará el alcanzar ese objetivo.

....

1 ....

2 ....

3 ....

¡Los tienes! Felicidades. Acabas de construir un motor de cambio poderosísimo. Ahora, lo único que nos queda es... ¡ponernos en acción!

3.4. TRES, DOS, UNO, ¡ACCIÓN!

Ya tenemos superapunto tu motor de motivación: sabes cuál es tu objetivo y los motivos emocionales por los cuales merece la pena. Es decir, tienes claro el «qué quiero conseguir» y el «para qué quiero conseguirlo».

Ahora, lo siguiente que debes preguntarte es: ¿CÓMO LO VOY A LOGRAR? Porque una cosa es la teoría, y otra es la práctica. Sobre el papel, o en tu *Vision Board*, todo queda muy bonito y motivador. Pero, ahora, toca pasar a la acción. Y para eso...

Necesitas un plan

Ha llegado el momento de que aprendas a elaborar tu PLAN DE ACCIÓN.

UN PLAN DE ACCIÓN es un listado con acciones CONCRETAS Y ESPECÍFICAS que te ayudarán a conseguir tu objetivo.

Vale, ¿y cómo se hace eso? Pues, como siempre, vamos a verlo mejor con un ejemplo. Sara es otra de mis pacientes y seguidora del método Come con Coco. Cuando le propuse que me elaborara un PLAN DE ACCIÓN para lograr su objetivo, su respuesta fue la siguiente:

Haciendo ejercicio.

Comiendo sano.

Dejando los dulces.

Estas acciones son correctas en un contexto general, pero como parte de un Plan de Acción personalizado son muy poco eficaces, ya que no son concretas ni específicas ni evaluables.

Haciendo ejercicio... Vale, pero ¿qué tipo de ejercicio? ¿Con qué frecuencia? ¿Durante cuánto tiempo? *Comer sano*... ¿cómo valoro si lo estoy cumpliendo? *Dejando los dulces*... (como si no lo hubiera intentado antes).

A la hora de enumerar tus acciones debes realizarlo con la máxima concreción. La idea es que, al acabar el día o la semana, puedas revisar tu plan de acción y marcar con un *check* si las has llevado a cabo de forma completa.

Vamos a ver cómo podríamos convertir las acciones que Sara nos propone en otras más medibles, revisables y eficaces. En lugar de «comer sano» o «evitar los dulces» o «hacer ejercicio», pusimos las siguientes:

Incluir un 50 % de vegetal en comida y cena.

Comer 3 frutas al día.

Reducir la cerveza a tres por semana.

Ir a comprar sin hambre y con lista de la compra, el sábado por la mañana.

No comprar ultraprocesados (dulces) → evitar el pasillo de los dulces.

Cocinar el domingo los táperes de toda la semana para evitar comer cualquier cosa cuando llego cansada del trabajo. (Tú también aprenderás a hacerlo si sigues leyendo. ◡)

Tener siempre en mi despensa productos saludables de «abrir y listo» para emergencias.

Caminar 10.000 pasos al día de lunes a sábado.

Ir al gimnasio martes y jueves de 19 h a 20 h.

Con este plan, María puede revisar todas las acciones y saber si lo ha cumplido según lo previsto. Y si ha fallado en algo, puede realizar ajustes o recuperaciones, como ir otro día al gimnasio, dar un buen paseo el domingo para completar los pasos, o aumentar la verdura de la cena si en la comida no pudo incluirla, etcétera.

¡Me encanta que los planes salgan bien!

Coronel Hannibal *(El Equipo A)*

EJERCICIO: elabora tu plan de acción

Ha llegado tu turno. Recuerda que debes poner acciones concretas y específicas para realizar en tu día a día. Acciones que te ayuden a conseguir lo que deseas, pero, sobre todo, que puedas comprobar y validar.

Ten en cuenta que un plan de acción es algo que debe permanecer vivo. De vez en cuando deberás revisarlo y adaptarlo a los cambios en tu vida. Por ejemplo, en verano es muy posible que cambies los horarios del gimnasio, y a lo mejor tendrás más tiempo para cocinar cada día, etcétera.

Y, por último, pero no menos importantísimo: de la tabla, directo a tu agenda (ya sea de papel o digital). ¡Agéndalo todo!

ACCIÓN CONCRETA	Veces/día	Veces/semana	CHECK

3.5. TE PERDERÁS. PERO, RECUERDA: ¡TIENES GPS!

No te voy a prometer que solo con leer este libro y hacer estos poderosos ejercicios, vayas a mantener la motivación por comer sano para siempre. Has aprendido a encontrarla, le has dado el pistoletazo de salida y ahora la tienes arriba del todo como un cohete. Pero no te voy a mentir, volverá a caer.

La motivación por comer sano y mantener un estilo de vida saludable, o por cualquier propósito que tengas en tu vida, nunca es lineal.

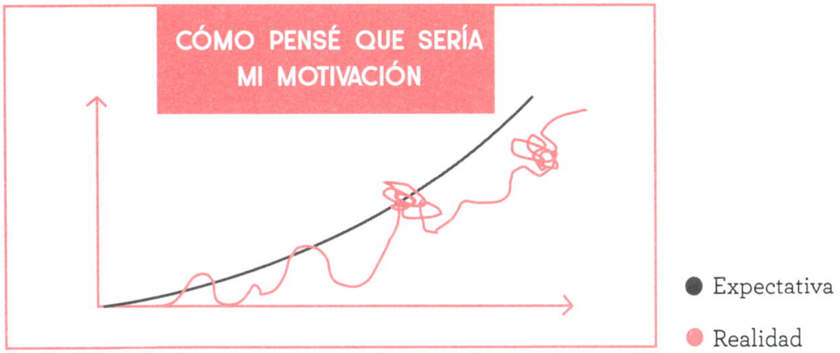

No voy a darte soluciones mágicas para evitar que caiga. Ni tampoco vamos a negar que eso va a ocurrir. Es normal. Acéptalo. Caerá. Somos humanos. Cuando tengas algún problema en tu vida, como un familiar en el hospital, o rompas tu rutina con una mudanza, lo primero que va a caer es la alimentación. Es así.

Pero ¿y si te digo que también tienes el poder en tus manos de remontarla? Y no has de aprender nada nuevo para ello. Estos mismos ejercicios que te han servido para despertarla, te serán igual de útiles cada vez que la necesites remontar.

Vamos a verlo así. ¿Verdad que tenemos un extintor para casos de incendio? Lo colocamos en los sitios claves para tenerlo a mano en caso de necesidad. Realizamos simulacros para practicar y estar preparados. Y lo usamos en caso de emergencia declarada.

Pues estos ejercicios van a ser tu EXTINTOR. Tu salvavidas Cuando notes que tu motivación decae, coge los ejercicios y vuélvelos a hacer, todos los días, hasta que sientas que la has vuelto a implantar en tu vida.

También puedes hacerlo de forma preventiva, adelantándote a la emergencia, cuando prevés que la caída de motivación puede suceder. Por ejemplo, unos días antes de la mudanza. Y cómo no, también puedes repasarlos de vez en cuando, aunque todo vaya como la seda, a modo de simulacro. Para estar continuamente en guardia.

Así que ya sabes, pon un piquito al principio de este paso, y cada vez que tu motivación decaiga, ¡extintor al canto! A despertar otra vez tu motivación y a reactivar tu plan de acción para que tus hábitos saludables se mantengan en el tiempo sin esfuerzo.

Después de todo lo que te he visto conseguir, sé que eres capaz de lograr cualquier cosa que te propongas.

Mi amiga Natalia

Y ahora ya sabes que...

↓

No esperes a que el espíritu de tu prima Puri te posea. ¡Encuentra tu propia motivación!

Un objetivo debe ser positivo, medible, personal, realista, acordado y acotado en el tiempo. Solo así te ayudará a lograr todos tus deseos. (Como el genio de la lámpara.)

No basta con saber qué quieres. También debes descubrir para qué lo quieres y planear cómo vas a conseguirlo. (Tampoco se trata de estresar al pobre genio.)

Somos humanos, caeremos. Y nos levantaremos. ¡Y no pasa nada!

Paso 4

Leer etiquetas (nivel top)

Como te prometí en el Paso 2, vamos a seguir avanzando en la lectura de etiquetas. Si me has hecho caso, te habrás tirado los últimos días leyendo todos los ingredientes que caían en tus manos, mientras despertabas al mismo tiempo tu motivación con los ejercicios del Paso 3.

Así que ya estás más que preparada o preparado para dar el siguiente paso. Voy a enseñarte el resto de los secretos que esconden las etiquetas de los productos, para que aprendas a leerlas como un superprofesional de la nutrición.

4.1. ¿QUÉ PASA CON LOS ADITIVOS?

Te prometí que nos pondríamos con ellos, y aquí estamos. Vamos a ir por partes. Los aditivos son sustancias que se añaden a los alimentos intencionadamente para cumplir una determinada función. En la Unión Europea, todos los aditivos alimentarios se identifican con un número que comienza con la letra E.

No todos los aditivos son iguales. Hay algunos que son inocuos, incluso necesarios. Y otros que debes evitar. Y no porque no sean seguros, sino porque se añaden para volver el producto más atractivo. Es decir, para vender más.

Te voy a poner un ejemplo de cada uno.

E-330 — ácido cítrico (extraído sintéticamente, pero presente de forma natural en frutas). Función: antioxidante y acidulante.

E-621 — glutamato monosódico. Función: potenciador del sabor.

El E-330 lo verás presente en muchas conservas de verduras o botes de legumbres, mientras que el E-621 solemos encontrarlo en bolsas de patatas con sabor, salsas, precocinados... Las funciones de ambos están bastante claras, ¿no?

Si te centras en la finalidad de los aditivos, es fácil de entender. Hay aditivos que tienen que estar por seguridad alimentaria, para que el alimento «no se ponga malo» o «no se ponga feo». Pero hay otros que se han añadido para volver el producto más atractivo, potenciar su sabor, que comamos más cantidad y «nos enganche». Los primeros los aceptamos y los segundos los evitamos. ¿Bien?

Y, en realidad, no va a hacer falta que te aprendas un montón de nombres raros. Solo debes aplicar el sentido común, y seguir haciendo lo que has estado practicando los últimos días: leer los ingredientes. Si sabes escoger aquellos procesados que son saludables en lugar de ultraprocesados, lo lógico es que sus aditivos sean de los necesarios. Así que no te líes mucho más.

En qué ocasiones son necesarios

Si tú hicieses una conserva en casa y quisieras que su consumo fuera seguro y no se estropeara o cambiara su aspecto, añadirías, por ejemplo, zumo de limón, vinagre, sal...

De esta forma lograrías que el medio se vuelva más ácido o bien que el alimento no se oxide. Pues esa es la función de los antioxidantes, los acidulantes y algunos conservantes. Son necesarios. Piensa que estamos comprando un alimento envasado. «Algo» tiene que llevar, para mantener las propiedades del producto o simplemente para evitar una intoxicación alimentaria.

¿Y cuando no son necesarios?

Vamos ahora con esos otros aditivos que, como te he dicho, sirven para volver el producto más atractivo y vender más. No son necesarios, vale, pero tampoco son tóxicos.

La EFSA se encarga de evaluar la seguridad de todos los aditivos. Así que, a pesar de su mala fama, todos los aditivos, incluso los anteriormente nombrados, son seguros en las cantidades que figuran en los alimentos. Su uso está completamente regulado. Al menos, hoy por hoy, son seguros. Pero innecesarios. Ah, y que quede claro que «seguro» tampoco es sinónimo de «saludable». Más allá de la conservación del producto, su misión es mejorar su aspecto, color, sabor y/o textura, entre otras características.

Se añaden a ultraprocesados, así que, cuando los reconozcas en una etiqueta, sospecha del paquete que tienes entre las manos (si no lo has hecho ya, con todo lo que sabes). Vuelve a dejar el producto en el estante y busca una opción mejor.

Y que conste que los aditivos de un ultraprocesado no son lo peor que puede contener. El resto de los ingredientes (como azúcar, harinas refinadas o aceites refinados) son más perjudiciales, según la evidencia científica, y van a desplazar el consumo de lo que realmente te interesa: la comida fresca o los procesados sanos.

En resumen: si lleva muchos aditivos, es un ultraprocesado. Si es un ultraprocesado, lleva ingredientes perjudiciales para tu salud, mucho más que esos aditivos. Por lo tanto, busca una opción más sana, como alimentos frescos o procesados con ingredientes de alto valor nutritivo.

Siguiendo con los aditivos, me darás la razón en que estos tres son tan comunes como innecesarios:

Potenciadores del sabor. E-6XX. Como el temido glutamato monosódico. Esa explosión de sabor nos hará comer más cantidad, «hasta que se acaba el paquete». Comeremos de forma obsesiva, sin hacer caso a nuestras sensaciones de hambre y saciedad.

Colorantes sintéticos o artificiales. E-1XX. ¿Esto *pa'* qué? Para volver el producto más atractivo. Más «bonito». ¿En serio?

Edulcorantes E-9XX. Aumentan el umbral del dulzor, lo que nos lleva a comer más. También aumenta nuestras ganas de dulce. Y su abuso ocasiona que no encontremos satisfacción en los alimentos dulces por naturaleza, como la fruta. Están asociados con la ingesta excesiva y con problemas en la microbiota intestinal, entre otras cosas.

Aunque todos los aditivos son estudiados y se revisa el efecto de su consumo, hay algunos especialmente polémicos, que se han llegado a relacionar incluso con un mayor riesgo de cáncer. A pesar de esto, mi consejo es que no te alarmes.

Volvamos al sentido común, y repasemos lo que ya hemos dicho varias veces. Una alimentación sana se valora globalmente. Si de forma habitual comes «comida de verdad», sin etiqueta, y procesados saludables, de los que te he enseñado a comprar, y solo destinas el consumo de estos ultraprocesados a momentos puntuales, no hay por qué alarmase. Lo que determina tu salud es el conjunto de tu alimentación y estilo de vida. No un aditivo concreto.

Lo entenderás con este ejemplo: el problema no son los nitratos o nitritos de una carne procesada, el problema es el exceso de consumo de carne procesada y la falta de consumo de alimentos frescos. Y hablando de esto, más adelante te explicaré la cantidad máxima de carne procesada que puedes comer para evitar ese riesgo de cáncer. Como ves, en este libro vas a aprender todo lo que necesitas para comer sano y fácil, sin dejar sitio al pánico, al alarmismo o a las restricciones estrictas.

Así que, relax... ¡y sigue leyendo!

4.2. ¿PARA QUÉ SIRVE LA TABLA DE INFORMACIÓN NUTRICIONAL?

Estoy segura de que ya eres un as leyendo los ingredientes, y que ya sabes que es lo primero que debes hacer. Pero siempre puede quedarte alguna duda puntual después de consultarlos. Pues, para eso, está la tabla nutricional, que ahora mismo voy a explicarte cómo funciona.

Vamos a seguir con el ejemplo del *tomate frito receta artesana*. Imagina que estás leyendo sus ingredientes en el pasillo del súper, y has visto que lleva azúcar. Sabes que existen opciones más sanas, pero es que a ti y a tu familia os encanta... Así que decides comprobar cuánta azúcar lleva exactamente. Porque, si no es demasiada, y para un consumo puntual, igual te animas a comprarlo.

O tal vez quieres saber si un alimento es alto en sal. O qué cantidad de grasa de mala calidad lleva añadida.

Aquí es cuando iremos a mirar la tabla. Cuando queramos comprobar esas cantidades, debemos mirar siempre por 100 g de producto.

¿Y qué miraremos exactamente? Recuerda que las calorías será lo que menos nos importe, porque no nos aportan datos significativos. Esto me gusta individualizarlo mucho para cada paciente. Pero, en general, mi argumento es el siguiente:

Las calorías de los alimentos nutritivos no deberían preocuparnos si los comemos en buena proporción. Y si lo que te vas a comer es una *guarrindongada,* entonces... ¿Qué más te da cuántas calorías tenga? Céntrate en que su consumo sea algo ocasional, ¡y disfruta!

Si has decidido tomar un alimento poco nutritivo, ya que estás, escoge lo que más te gusta. Lo que más te va a satisfacer. No lo menos calórico. Porque no es algo que comas de forma habitual.

Por lo tanto, en la tabla, antes que las calorías, deberías mirar los siguientes valores, y guiarte por las indicaciones que te doy para cada uno.

SAL (solo si el producto lleva sal añadida): cómpralo si lleva <1,2 g/100 g de producto.

AZÚCAR (solo si el producto lleva azúcar añadido. Recuerda, no miraremos el azúcar de unos dátiles). Tienes que mirar donde pone: «Hidratos de carbono: de los cuales azúcares». ¡Cuidado con el etiquetado del azúcar! Recuerda que puede aparecer con otros nombres. Cómpralo si lleva menos del 5 % de azúcares, es decir, menos de 5 g por 100 g de producto.

GRASAS (solo si el producto lleva grasas de mala calidad añadidas. Si lleva aceite de oliva, no lo miraremos): tienes que mirar donde pone «grasas de las cuales saturadas». Puedes comprarlo si lleva menos de 1,5 g por 100 g de producto.

Información nutricional media	Por 100g	Por ración*	%IR**
Valor energético (Kj/kcal)	1624 383	838 198	10
Grasas (g) **de las cuales saturadas**	1,8 1,1	3,1 2,0	4 10
Hidratos de carbono (g) **de los cuales azúcares**	85 66	35 29	14 32
Proteínas (g)	4,0	6,4	13
Sal (g)	0,38	0,31	5

No te líes con la tabla

Vamos con algunas dudas que seguro que te han surgido. Por un lado, te puede parecer que 5 g de azúcar es poco, ¡pero es una barbaridad! Equivale a un terrón de azúcar o una cucharada pequeña. Muchos de los productos que consumimos habitualmente contienen mucho más que esos 5 gramos.

Leche desnatada fermentada con bifidus actiregularis. Con fresas y granada.

Lista de ingredientes: **Leche** desnatada fermentada (80%) [**leche** desnatada pasteurizada, leche desnatada concentrada pasteurizada, azúcar, proteínas **lácteas**, almidón, bifidobacterias y otros fermentos lácticos activos], preparado de frutas (20%) [fresas (40%), azúcar, zumo concentrado rehidratado de granada (10%), oligofructosa, almidón modificado de maíz, correctores de acidez (citrato sódico y ácido cítrico), zumo concentrado de zanahoria, espesantes (pectina y goma guar) y aroma].

	Tamaño de referencia por 100g		**Tamaño de referencia por 125g**	
	100g	IR/VRN*	125g	IR/VRN*
Valor Energético	331Kj		414kj	5%
	78kcal		97kcal	5%
Grasas	0,1g		0,2g	
De las cuales				
-Saturadas	0,1g		0,1g	1%
Hidratos de carbono	14,5g		18,2g	7%
De las cuales				
-Azúcares	13,4g		16,7g	19%
Proteínas	4,3g		5,3g	11%
Sal	0,2g		0,2g	3%
Cloruro	100mg	12%	125mg	15%
Calcio	119mg	15%	148mg	19%

Por ejemplo, en esta etiqueta de yogur 0 % fresa y granada, puedes ver que contiene 13,4 g de azúcares por 100 g de producto. Haz la cuenta. Son casi tres cucharadas... ¿no te parecen demasiadas para tomarte con un solo yogur?

O mira la tabla de la mítica galleta María. Tiene 19 g de azúcar por 100 gramos.

Ojo, porque los gramos de azúcar que aparecen en la tabla llevan incluidos el naturalmente presente en la matriz del alimento, no solo el azúcar añadido. Eso puede confundirte. En realidad, **lo que debes evitar es el azúcar añadido,** ya que

(ES) GALLETA MARIA.

Lista de ingredientes: Harina de **TRIGO** 74%, aceite de palma, azúcar, **HUEVO** en polvo, jarabe de glucosa y fructosa, suero **LÁCTEO** en polvo, gasificantes (carbonatos de amonio, carbonatos de sodio), sal, aromas, antioxidantes (E 304, E 306), agente de tratamiento de la harina (**METABISULFITO** sódico). Puede contener **MOSTAZA**, **SOJA**.

	Ración de 100 GRM
	100g
Valor Energético	1997Kj
	475kcal
Grasas	17g
De las cuales:	
-Saturadas	7,7g
Hidratos de carbono	73g
De los cuales:	
-Azúcares	19g
Fibra alimentaria	2g
Proteínas	6,5g
Sal	0,88g

este se va a comportar de forma distinta en tu organismo. Por eso, siempre, siempre, siempre tienes que mirar los ingredientes y conocer los nombres «ocultos» del azúcar. Para detectar cuándo ha sido añadida.

Si dudas sobre si algún producto lleva azúcar añadido o no, o si quieres saber si lleva «demasiado», aquí va un truco: compara el azúcar en tabla con su versión más simple o «natural». Por ejemplo: yogur natural vs. yogur de sabores. O tomate frito vs. tomate triturado. Así podrás distinguir el azúcar presente de forma natural en un alimento (ej. lactosa del yogur) de la añadida.

O mira, déjate de líos y compra directamente la versión más natural. En los ingredientes ya verás que no lleva azúcar añadido. Por eso, repito, siempre es mejor leerlos primero, y dejarte de historias.

Si tienes curiosidad por conocer de una forma gráfica el contenido en azúcares de alguno de los productos que consumas habitualmente, puedes consultar en la siguiente página: <www.sinazucar.org>.

4.3. LOS RECLAMOS DE LOS ENVASES QUE DEBES CONOCER

La industria alimentaria utiliza la palabra *light* (muy alegremente) y otros términos ambiguos como reclamos comerciales de sus productos. Por ejemplo, cuando ves algo «light», crees que es mejor. Y, sin embargo...

> Los productos *light* parece que son más sanos, pero NO.

Para que no te vuelvan a liar con ambigüedades de ningún tipo, voy a explicarte bien qué tipo de textos puedes encontrar en los envases y etiquetas de los productos.

Declaraciones que no son de amor

Por un lado, hay cosas que la industria alimentaria debe incluir en las etiquetas, que está obligada a declarar por narices, vamos. Es información imperativa por ley. **Es el caso, por ejemplo, de los alérgenos, que siempre aparecen en negrita dentro de los ingredientes.** Esta información es muy valiosa para personas con alergias o intolerancias.

Ejemplo de etiqueta con alergenos:

Ingredientes: agua, calabaza, zanahoria, cebolla, NATA, patata, MANTEQUILLA, almidón de maíz, azúcar, sal, tomate, nuez moscada.

Sin embargo, hay otras declaraciones que NO son obligatorias, y que la industria alimentaria incluye en las portadas de sus envases por diferentes motivos (y en muchas ocasiones como reclamo comercial). Así que ¡atención! Aquí es cuando viene el lío. Y lo primero que deberías saber es cuáles son los tipos que existen de estas últimas.

Declaración nutricional

Se llama así a cualquier declaración no obligatoria en la etiqueta de un producto que afirme o dé a entender que un alimento posee propiedades nutricionales benéficas.

Estas propiedades se pueden referir al aporte energético (calórico), tanto para remarcar que lo proporciona en mayor grado (bebidas energéticas) o en menor. O incluso que no proporciona nada (los productos zero).

Estos beneficios también se pueden referir a nutrientes o sustancias que el fabricante quiere remarcar que están presentes en mayor cantidad, «enriqueciendo» el producto, o que están ausentes porque no son recomendables.

Declaración de propiedades saludables

Tampoco son obligatorias, pero a la industria le conviene realizarlas. Ahora descubrirás por qué. Cuando el alimento contiene de forma natural (o le he añadido) alguna molécula interesante, el fabricante puede declarar en el envase que esa molécula tiene ciertos beneficios para la salud.

Con esa declaración, está dando a entender que el alimento también tiene ese beneficio. Pero eso no tiene por qué ser cierto, y en muchas ocasiones da lugar a confusión. Si yo le añado a un producto de baja calidad nutricional alguna de estas moléculas (ej. vitaminas, minerales), y remarco en la etiqueta las propiedades benéficas de «esa molécula en concreto», doy a entender que mi producto también proporciona este beneficio. En realidad, lo que estoy haciendo es maquillar y disfrazar alimentos poco saludables de alimentos saludables. Ejemplo, el bollito relleno de cacao «con hierro». Pues vale.

No vale solo con la presencia de «un compuesto saludable» para convertir a un producto en saludable. Esa molécula o sustancia debe encontrarse en una cantidad razonable y en una forma biodisponible para el organismo.

El problema es que la ley permite al fabricante declarar en su producto la asociación de esa molécula con su beneficio, siempre que esté basado en evidencia científica. Pero no es necesario demostrar que el alimento comparta ese beneficio, solo por contener la molécula en cuestión.

Quiero dejar claro que estos estudios científicos son muy necesarios, y muy eficaces para reducir el riesgo de enfermedades en la población y mejorar la salud de esta. Gracias a ellos sabemos que el calcio es necesario para el mantenimiento de los huesos en condiciones normales, que la vitamina B12 contribuye al funcionamiento normal del sistema nervioso, que las nueces ayudan a mejorar la elasticidad de los vasos sanguíneos, y otros muchos datos de interés.

Y por supuesto, usar declaraciones nutricionales en las etiquetas es útil para que el consumidor esté mejor informado y tome mejores decisiones.

El problema llegó, como siempre, cuando la industria alimentaria se enteró de que no solo podían etiquetarse los alimentos sanos que contienen de forma natural estos beneficios, sino que podían retocar los suyos. Desde entonces se han dedicado a «maquillar» productos no saludables para que parezcan más saludables. Porque vieron que así, ese producto se vendía más.

A ver, es lógico. Si te venden un producto placentero, y encima te dicen que tiene beneficios para tu salud, ¡no te lo piensas! Placer sano... ¿quién podría resistirse?

La fórmula es infalible: me gusta + le pierdo el miedo = compro más.

Pero es que, encima, estos productos nos sacian menos. Tanto real como subjetivamente. Así que la trampa, es completa. Por un lado, «bajas la guardia», porque los percibes como alimentos que puedes comer sin límite ni consecuencias sobre tu salud (por ejemplo, la lechuga o el brócoli).

Por otro lado, echas en falta la recompensa hedónica de las versiones originales e intentas conseguir esa sensación placentera comiendo más. Por ejemplo, si me como una pseudomagdalena *light*, me da menos placer, y me como tres más.

Y, por último, se perciben como menos saciantes (esto está comprobado con los productos «light»), y por lo tanto, también comemos más cantidad.

Recuerda que la misión de la industria alimentaria es que compremos más. Misión cumplida.

> No creas nada de lo que oigas
> y ni la mitad de lo que veas.
>
> Los Soprano

Los verdaderos significados de *light* y otros términos que pueden confundirte.

Vamos a ir repasando los diferentes términos que utiliza la industria alimentaria más habitualmente, y que pueden causarte confusión. Saber exactamente lo que significan, evitará que te hagan el lío.

➤ **LIGHT:** en realidad, solo significa que lleva una reducción de al menos el 30 % RESPECTO A PRODUCTOS SIMILARES. Se puede referir a grasa, pero también a kcal, azúcar o sal. ¡OJO!

> Podemos encontrarnos ante un producto «LIGHT», que siga siendo muy calórico, aunque se le haya reducido el 30 %. Por ejemplo, una margarina.

➤ **PRODUCTOS 0 %:** deben contener menos de 0,5 g de grasa o de azúcar por cada 100 g o 100 ml de alimento. Dependiendo de eso, se llamarán 0 % materia grasa o 0 % azúcares (o azúcares añadidos).

¡Ojo con el concepto «Zero»! Puede usarse simplemente como marca, sin necesidad de cumplir con ninguna legislación.

¡Hasta han llegado a poner «0 % goteo» en productos tipo siropes! ¡Y lo único que tienen de 0 es la vergüenza!

También hay que tener especial cuidado con los yogures 0 %. ¿0 % qué? No tienen por qué informarlo en la etiqueta. Así que ese 0 % nos despista. Podemos encontrarnos con yogures 0 % grasa que los inflan de azúcar y otros 0 % azúcar que los inflan de grasa.

Existe la opción 0 % azúcares añadidos 0 % materia grasa. Pero, en este caso, ¿de verdad crees que van a dejar el yogur así, sosainas, sin saber a *ná*? Claro que no, esos normalmente van petados de edulcorantes.

No te líes. Lo más fácil es comprar yogur natural entero, sin edulcorantes ni azúcar, ni sabores ni trocitos. El de toda la vida. Y ya lo tuneas tú a tu antojo, con nueces o semillas o fruta natural...

➤ **REDUCCIÓN DE AZÚCARES:** lo ideal sería que reduzcan los azúcares libres (los que ha añadido la industria), los azúcares naturalmente presentes en el alimento (como los de una fruta) no importan tanto.

También deberíamos preguntarnos qué están añadiendo en su lugar. Normalmente, se sustituyen por edulcorantes, que tampoco son muy recomendables... Pero, en ocasiones, hay que valorar los pros y contras de la balanza. Por ejemplo: está demostrado que sustituir bebidas azucaradas por bebidas edulcoradas ayuda a reducir la obesidad y las caries, entre otros beneficios.

Así que, aunque en general es mejor no tomar refrescos, si los tomas, mejor un refresco *zero* o *light* que un refresco normal.

➤ **BAJO CONTENIDO DE AZÚCARES:** no más de 5 g / 100 g en sólidos o 2,5 g / 100 ml en líquidos.

➤ **SIN AZÚCARES:** no más de 0,5 g de azúcares por 100 g o 100 ml.

➤ **SIN AZÚCARES AÑADIDOS:** ¡ojito con esta expresión!, porque se usa mucho y es bastante engañosa. Se puede utilizar cuando no se ha añadido al producto ningún monosacárido ni disacárido, ni ningún alimento utilizado por sus propiedades edulcorantes. Pero sí se pueden añadir maltodextrinas, que son casi iguales para el cuerpo que el propio azúcar. Ejemplo: nuestro conocido cacao soluble «del África tropical» 0 %.

O también se puede dar el caso de que ya tengan muchísima cantidad de azúcares naturalmente presentes (como en los zumos). Seguro que has visto muchos envases de zumo donde viene la leyenda: «Sin azúcares añadidos». Vale, es cierto que no tiene azúcares añadidos, pero el zumo de por sí tiene muchos azúcares naturalmente presentes que se absorben superrápido en nuestro organismo y que influyen de manera negativa en nuestra salud. Y eso no te lo dicen.

Te pongo otro ejemplo: «Galletas Sin azúcares o Sin azúcares añadidos». ¿Qué llevan para que sigan siendo «sabrosas»? Pues más grasa, edulcorantes... Nada bueno, ya te lo digo yo. Y lo malo es que comemos más cantidad, porque nos creemos que son inofensivas.

➤ **REDUCCIÓN DE GRASAS:** igualmente, conviene considerar qué grasas están reduciendo. Si son las «buenas»: monoinsaturadas o poliinsaturadas; o las «malas»: saturadas o trans. Pero vamos, que en los productos ultraprocesados, lo normal es que las grasas presentes sean de las de baja calidad.

En general, la industria busca que el producto sea lo más atractivo a tu paladar. Para que lo sigas comprando. Así que, si le quitan grasa, le añaden azúcar, féculas o harinas refinadas. Y, si le quitan azúcar, le añaden grasa o edulcorantes. Si no lo hiciesen así, el producto rebajaría su sabor y no lo compraríamos.

BAJO EN GRASA: debe llevar menos de 3 g/100 g o menos de 1,5 g/100 ml.

BAJO EN GRASAS SATURADAS: debe llevar menos de 1,5g/100g o de 0,75 g/100 ml

0 % MATERIA GRASA o SIN GRASAS: debe llevar menos de 0.5 g/100 g.

0 % GRASAS SATURADAS o SIN GRASAS SATURADAS: debe llevar menos de 0.1 g de saturadas+trans/100 g)

REDUCCIÓN DE SAL: reducción del 25 % en comparación con similares. Pero ya sabes lo que esto significa... ¡igual puede llevar demasiada! Por ejemplo, un jamón serrano «bajo en sal» sigue siendo alto en sal. Si tienes hipertensión no será suficiente.

La mayoría de la sal que consumimos no proviene del salero sino de los ultraprocesados que compramos. Por eso, es superimportante que sepas leer bien las etiquetas.

Lo ideal es consumir menos de 5 g de sal al día (según la OMS). Ojo, este valor se refiere al total entre la sal que añadimos al cocinar ¡y la que contienen los alimentos! ¿Y todo esto sabes cuánto representa? Una cucharadita pequeña de café. Madre mía, normal que estemos consumiendo el doble de lo recomendado por la OMS.

Uno de mis trucos para poder consumir productos altos en sal es diluirlos o lavarlos. Por ejemplo, añado más agua a la salsa de soja o aclaro bajo el grifo con un colador los encurtidos o conservas que se presten a ello.

En una etiqueta, la cantidad de sal se mira así:

POCA SAL <0,25 g/100 g

BAJO EN SAL <1,2 g/100 g

MUY BAJO EN SAL <0,04g/100g

SIN SAL <0,005 g/100 g

➤ **REDUCCIÓN DE CALORÍAS:** «¿AGUACHIRRI A PRECIO DE ORO?». Muchas veces nos encontramos que el método para reducir calorías de un producto es, simplemente, echarle agua para diluirlo. Un ejemplo bien claro, es una mayonesa ligera comúnmente conocida. Le quitan mucha grasa, sí, pero, a cambio, le añaden agua y almidón. Es para reflexionar. Sin duda, es mucho mejor el agua que las grasas saturadas, pero... ¿Nos están vendiendo agua a precio de oro?

➤ **BAJO VALOR ENERGÉTICO:** productos con menos de 40 kcal/100 g o menos de 20 kcal/100 ml.

➤ **SIN APORTE ENERGÉTICO O SIN CALORÍAS:** aquellos productos que no tienen más de 4 kcal por 100 ml o 0,4 kcal por porción si son edulcorantes.

➤ **CONTIENE... FUENTE DE... ALTO CONTENIDO DE...**: siempre que te encuentres alguna declaración de este tipo, estamos hablando de ingredientes que pueden resultar interesantes para el consumidor.

Obviamente, se utilizan para estimular el consumo de dicho producto, haciendo hincapié en su alto contenido de dicho ingrediente. Los requisitos para utilizar cada declaración dependen del nutriente en cuestión.

➤ **«Alto en minerales o vitaminas»:** esta declaración mola, porque garantiza un 30 % del valor de referencia del micronutriente en cuestión por cada 100 gr de alimentos sólidos, y un 15 % por cada 100 ml en bebidas.

➤ **«Alto en fibra»:** esta declaración también garantiza una cantidad importante: mínimo 6 g de fibra por cada 100 g de producto (es alto de verdad, equivale a lo que aportan los cereales integrales y duplica el valor de las frutas).

➤ **«Fuente de fibra»** es menor, y solo garantiza que tiene más de 3 g/100 g o 1,5 g/100 kcal.

➤ **«Alto en proteínas»:** se puede utilizar esta declaración si aporta más proteínas del 20 % del valor energético del producto.

➤ **«Fuente de proteína»** corresponde a más del 12 % del valor energético del producto.

Pero reflexionemos un poco sobre la «necesidad» de tomar todos estos alimentos con «altos contenidos» en nutrientes beneficiosos. En el caso de las proteínas, por ejemplo, puede ser interesante su consumo en personas que no lleguen a los requerimientos mínimos o que busquen un aumento de masa muscular (deportistas).

Aquí destacaría los lácteos proteicos sin azúcar añadido (tipo *skyr* o los yogures naturales altos en proteínas), que son opciones bastante saludables. Pero, cuidado, que ya han sacado hasta helados altos en proteína. Aunque la formulación del producto te ayude a conseguir tu objetivo, no es un producto saludable en su conjunto. Si quieres proteína, mejor una pechuga de pollo, ¿no? Te aporta las mismas proteínas y evitas el azúcar y el exceso de calorías. Además, estos productos enriquecidos suelen ser mucho más caros.

Y sobre el alto contenido en fibra, puede ser beneficioso su consumo para personas que necesiten ese aporte extra, como aquellas que tienen movilidad reducida y padecen de bajo peristaltismo intestinal. Pero, en general, tenemos que basar nuestra alimentación en alimentos ricos en fibra de forma natural: frutas, verduras, cereales integrales, frutos secos, legumbres...

Con alimentos denominados «fuente de» o «alto en» no llegamos a la cantidad recomendada, solo nos servirán a modo de complemento. La ingesta diaria de fibra recomendada es de 25 a 30 g. La fibra que me aportan dos biscotes integrales «altos en fibra» es de apenas 1,2 g por ración, lo cual dista mucho de los 25-30 g a los que tenemos que llegar.

Las preguntas que deberíamos hacernos antes de comprar un producto con «alto contenido en X» son:

¿Necesito realmente el cambio a ese producto?

¿Con qué objetivo lo compro?

¿Su consumo es suficiente para lograr mi objetivo?

¿Qué composición tiene ese producto?

¿Lleva otros ingredientes de mala calidad?

¿Cuál es la diferencia de precio? ¿Hay alguna alternativa mejor?

En definitiva, los productos con un aporte alto de minerales, vitaminas, fibra o proteínas, suelen ser buenas opciones para completar nuestra alimentación saludable, si no llegamos a los requerimientos que necesitamos con los nutrientes presentes de forma natural en los alimentos.

Pero nunca deberían ser un sustituto de estos.

Y, además, recuerda: hecha la ley, hecha la trampa. Nos van a colar alimentos poco saludables con el rollo de «rico en...». Ya sabes, el bollito de cacao «rico en hierro» del que te hablé antes.

¿Pero qué pasa? ¿Pero qué invento es este?

Sara Montiel

Otra frasecita que se las trae es: «SIN CONSERVANTES NI COLORANTES». Jajaja, esto es de traca. Perdona, pero esto sí que es «maquillar» el producto. Te explico: no todos los productos necesitan adición de conservantes. Simplemente, porque no se contaminan con facilidad o bien porque se ha usado algún tratamiento térmico para esa función, como el calor o la congelación. Y con el colorante, sucede lo mismo.

Pues bien, estos productos «sin conservantes ni colorantes» suelen ser simplemente ultraprocesados que no necesitan que se les añadan conservantes o colorantes. No tienen por qué ser productos más sanos.

Por ejemplo, el mítico refresco de té al limón «sin colorantes ni conservantes». Y luego lo que lleva es un porrón de azúcar.

Y aquí va otra frasecita que se lleva la palma, jajajaa: **«SIN GRASA DE PALMA».**

Qué mal me pongo cuando veo esto. Se han aprovechado de que el consumidor ha aprendido que la grasa de palma es mala. Sin embargo, cuando le quitan el aceite de palma a un producto, pueden añadirle cualquier otro que sea incluso de peor calidad. No tiene por qué ser más sano. Pero atestiguar que algo «no lleva grasa de palma» da la falsa sensación al consumidor de que esa opción es más segura.

Te pongo como ejemplo la famosa crema de avellanas y cacao «sin grasa de palma». Pero hay muchos más ejemplos. Échale un vistazo al estante de la bollería.

A pesar de todo esto que te estoy contando, quiero volver a apelar a tu tranquilidad. **NO PASA ABSOLUTAMENTE NADA SI DE VEZ EN CUANDO COMPRAS UNO DE ESTOS PRODUCTOS.** Lo que no quiero es que te dejes engatusar. Así que, disfruta puntualmente y sin agobios de alguno de estos productos menos nutritivos. Recuerda que no tienes que comer de forma perfecta. Lo que comas en un día puntual no define tu salud. Lo importante es el conjunto de tu alimentación.

Y ahora ya sabes que...

↓

Tu salud depende de tu alimentación en general y de tu estilo de vida, no de un aditivo concreto.

La tabla es lo último que se mira (a no ser que sea la tableta de tu vecino cachas en la piscina. Eso lo puedes mirar en primer lugar).

Las calorías no nos aportan datos significativos (solo un significativo estrés).

La industria alimentaria maquilla los productos para que creas que son más sanos. Lee con sentido común. Aunque el bollo se vista de hierro... bollo se queda.

Paso 5

Acompáñame al súper

(parte I)

Ahora que ya has alcanzado un nivel top en la lectura de etiquetas, y sabes todo lo que hay que saber para evitar que la industria alimentaría te la líe, nos vamos al súper tú y yo.

¡Acompáñame en esta compra «virtual»! Vamos a ir revisando todos los productos que puedes encontrar en las estanterías y te explicaré las pautas que debes tener en cuenta para que, además de leer etiquetas, aprendas a moverte en plan ninja por esos pasillos. ¿Comenzamos?

5.1. ANDREA, ¿QUÉ METO EN EL CARRO?

Bueno, como ya te he dicho un montón de veces, y seguro que ya lo tienes clarísimo, en tu compra deberían reinar los productos frescos y los procesados sanos, esos de etiqueta bien cortita y comprensible. Pero hay, además, otras muchas cosas que debes conocer.

Vamos por partes.

Frutas y verduras

Son lo que no debería faltar en tu carro de la compra. Escógelas preferiblemente frescas y enteras (no en zumo). Y mucho mejor si son de temporada y de producción local.

Las frutas y verduras de temporada son más económicas y están más buenas. Ahorrarás dinero y te van a nutrir lo mismo o más que cualquier verdura de moda (*kale, bimi*...). Las cuales son verduras sin más. Hay mucho mito hoy en día con esos alimentos milagrosos que te proporcionarán los nutrientes necesarios para vivir cien años, y si te descuidas, también poderes mágicos. Pero te voy a contar un secreto:

Los superalimentos NO existen.

Y ya que nos hemos puesto a desmontar mitos, ahí va otro:

La lechuga retiene líquidos. FALSO. La lechuga contiene más del 90 % de agua y, además, nos aporta potasio, lo que la convierte, en realidad, en un alimento que favorece la eliminación de líquidos. El mito proviene de que hay algunas variedades con partes más fibrosas que pueden provocar gases o peores digestiones a personas «sensibles». Y, por tanto, una ligera inflamación abdominal transitoria. Pero retener líquidos, desde luego que no.

Hay alimentos que SÍ lo hacen, como los quesos o los embutidos.

¡Y otro mito al canto!:

Comer fruta por la noche o después de las comidas engorda. FALSO.

¿Y puedo comer plátano o uva si estoy a dieta? ¿Y remolacha? Por supuesto que sí. Y a la hora que te apetezca. Nunca, nunca, nunca tengas miedo a una fruta o a una verdura. Teme las «cosas» con etiqueta. Nunca a nada que salga del huerto. Los azúcares presentes en su forma entera, los que son intrínsecos al alimento, no causan ningún problema.

Otra cosa distinta son los zumos, que, como hemos visto antes, sus azúcares se comportan como azúcar libre. Es decir, como el azúcar de un refresco, pasando rápidamente a la sangre. Mejor evitarlos.

Andrea, a mí me gustaría comer más fruta y verdura, pero es que no me da la vida en lavarla, pelarla, cortarla... Y claro, se me ponen pochas muy rápido. ¿Puedo encontrar variantes más «comodonas»?

¡Claro que sí! Si sabes cómo elegirlas. Ven, que te las voy a mostrar.

¡*FAST FOOD* DEL HUERTO!

Puedes comprar frutas y verduras congeladas, en conserva o deshidratadas (pasas, dátiles, arándanos, orejones, etcétera). Pero, eso sí, teniendo en cuenta algunos trucos.

Tanto si hablamos de verduras como de frutas, es más frecuente encontrar buenas opciones si son congeladas. En las conservas y versiones deshidratadas es donde te pueden colar azúcares o aceites refinados, que es mejor evitar. Y por si te lo estás preguntando, las verduras no pierden nutrientes con la congelación.

Pueden llevar algo de sal (menos del 1%) o algún antioxidante como el ácido cítrico. Ambas cosas son aceptables en una conserva.

Voy a mostrarte un par de ejemplos de etiquetas con ingredientes que es mejor evitar, y las opciones más sanas que deberías elegir (ya verás que suelen estar muy cerca, la mayor parte de las veces en la misma estantería del súper).

Si quieres comprar:
«**Uvas pasas moscatel sin semillas**» ...
En lugar de esto:
Ingredientes: uvas pasas moscatel y aceite de girasol. Procedentes de cultivo ecológico.
Mejor comprar esto:
Ingredientes: uvas pasas moscatel.

Si quieres comprar:
«**Pimientos en conserva**» ...
En lugar de esto:
Ingredientes: pimientos, agua, azúcar, sal, acidulante (ácido cítrico).
Mejor comprar esto:
Ingredientes: pimientos asados, sal y acidulante: ácido cítrico.

Si priorizas tu tiempo a la sostenibilidad, que sepas que también son un buen recurso las verduras o ensaladas en bolsa. Puedes encontrar desde todo tipo de brotes de ensalada listos para servir, hasta verduras limpias y troceadas, preparados para sopa juliana o bolsas para introducir en el microondas. En cuanto a estas últimas, también te digo que ahí sí estás pagando de más. Puedes meterlas directamente en un recipiente tapado, con unas gotas de agua. O bien en un recipiente de silicona. Y, además, cuidar así el medio ambiente.

Y ojo, ¡que ahora te voy a contar un supertruqui!:

PATATA AL MICROONDAS.
Coge una patata entera. Lávala bien y sin pelarla pínchala con un palillo por todas partes. Lo ideal es envolverla en

papel de film, pero no es necesario. Simplemente, métela en el microondas a unos 700 W de potencia. Si la patata es mediana, la cocinaremos en dos tandas de 5 minutos, dejando un minuto de descanso en medio, que aprovecharemos para darle la vuelta. Como va a depender del tamaño, puedes ir comprobando su consistencia y ajustando el tiempo.

Como ves, la excusa del tiempo no sirve para no comer frutas y verduras. Venden hasta palitos de zanahoria ya cortados y limpios. Esto, si lo haces cada día, podemos considerarlo un sacrilegio ecológico. Pero, en casos puntuales, no hay duda de que es de gran utilidad.

Por ejemplo, si estás de vacaciones y te vas a la playa, puedes ir al súper, comprar un guacamole preparado (recuerda leer etiqueta), estos palitos de zanahoria para untar, y ¡listo! Comida sana y deliciosa. Tan poco sostenible como la bolsa de patatas fritas, pero, al menos, mucho más saludable.

Los gazpachos y cremas de verduras también son un gran recurso. Pero ¡ojo!, mira siempre los ingredientes para escoger una buena opción. Eso ya lo sabes. Usa el sentido común. Los ingredientes deben coincidir con los que tú usarías en casa. Las hortalizas deben aparecer en gran proporción (más del 90 %), el aceite de oliva que sea virgen y un poquito de sal. Eso es todo lo que debe aparecer en la etiqueta, y quizá un conservante. Nada más.

Tomadura de pelo mítica de las cremas de verduras y gazpachos envasados: muchas marcas (conocidas) añaden agua a estos productos (incluso un 40 %). Por tanto, el valor nutricional disminuye considerablemente. Y a ti te lo venden a un precio similar o mayor. ¡Mira siempre la etiqueta!

CUIDADÍN CON EL TOMATE FRITO

Este es uno de esos productos que nos cuelan más fácilmente como sanos, pero no lo son. Ni «artesanos», ni «caseros», ni los de receta «de la abuela». No, cari. No. Todas estas palabras tan «hogareñas» no son más que reclamos de *marketing*. Pueden ponerlos por ley, pero no significa que el producto cumpla esas promesas y, por supuesto, no significa que sea más saludable.

La mayoría de las opciones de tomate frito suelen llevar un exceso de azúcar (o edulcorantes) o de aceites refinados. Si le quitan azúcar, le ponen edulcorantes. Si le ponen aceite de oliva, lo atiborran de azúcar. Y luego ya están los que llevan aditivos poco necesarios como espesantes, para mejorar su textura. Son seguros alimentariamente hablando, claro, eso ya lo hemos explicado. Pero yo, como siempre, te invito a preguntarte: ¿puedo encontrar una mejor opción?

Ya me imagino lo que estás pensando: «¡Pero si el tomate frito siempre ha llevado azúcar para rebajar la acidez! ¡Mi abuela lo hacía así!». Sí, tienes razón. Pero tu abuela le ponía muchísima menos cantidad que la que ponen en el tomate industrial, ya te lo digo yo.

Y también comprendo que el tomate frito puede ser un básico en tu cocina, y que, ahora mismo, tu cabeza está entrando en pánico al pensar en esas recetas que ya no podrás hacer... ¡No te preocupes! Tengo soluciones para ti.

➤ Alternativas saludables al tomate frito

La mejor opción, sin duda, es el tomate triturado natural. Puedes incluso freírlo tú en casa con AOVE y rebajar su acidez con bicarbonato o incluso con una cucharadita de azúcar.

Versión para vagas: puedes conseguir una textura similar al tomate frito usando tomate tamizado. O mezclando el triturado/tamizado con tomate concentrado.

De todas formas, también hay algunas opciones de salsas de tomate (poquitas) que con ingredientes interesantes y voy a enseñarte a diferenciarlas con estos ejemplos:

Tomate frito de la marca X.

Ingredientes: tomate, aceite de girasol sofrito con cebollas y ajos frescos, azúcar, almidón modificado de maíz y sal.

No hace ni falta que vayas a mirar la tabla. En ingredientes ya has visto cuatro que no quieres que estén. Seguro que puedes encontrar una opción mejor.

Tomate frito Receta Artesana.

Ingredientes: tomate, aceite de oliva (15 %), azúcar, sal y ajo.

Te convence que el aceite sea de oliva y que lleve solo cinco ingredientes. Por lo tanto, vas a mirar la tabla, para comprobar la cantidad de azúcar.

¡Ups! Lleva 12,5 gramos. Muy lejos de los 5 gr para ser considerado «bajo en azúcares». Decides buscar otra opción que mejore esto.

Información nutricional media	**Por 100g**
Valor energético (Kj/kcal)	833 kj/ 201 kcal
Grasas (g) **de las cuales saturadas**	15,0 g 2,1 g
Hidratos de carbono (g) **de los cuales azúcares**	14,3 g 12,5 g
Proteínas (g)	1,6 g
Sal (g)	0,9 g

Sofrito de tomate y cebolla.

Ingredientes: tomate (50 %), cebolla (37 %), aceite de oliva virgen extra (9 %), sal.

Wow, ¡qué buena opción! Cuatro ingredientes, sin azúcar, aceite de oliva virgen extra... Solo comprueba que la sal no sea excesiva, ¡y ya lo tienes!

Aunque, por supuesto, debo insistir: junto con el tomate triturado, la siguiente opción es la más perfecta de todas.

Tomate natural tamizado.

Ingredientes: tomate tamizado sin piel ni semillas (100 %), corrector de la acidez (ácido cítrico).

Te ha quedado superclara la diferencia entre las anteriores etiquetas, ¿verdad? El tomate frito de bote es un recurso maravilloso para ahorrar tiempo en la cocina. Pero intenta siempre escoger las alternativas saludables, o al menos, aquel que tenga los mejores ingredientes. Verás cómo tu salud te lo agradece.

Legumbres

Encontramos en este grupo alimentos como las lentejas, garbanzos, alubias, frijoles, guisantes, habas y *edamame*. Y son otro imprescindible de nuestra compra.

¿Recuerdas la letra de la canción?: «Tengo un tractor amarillo, que es la forma más barata de tener un descapotable...». Pues las legumbres son como ese tractor amarillo, porque...

Las legumbres son la forma más barata y sostenible de incluir proteína en tu carro de la compra.

Si en tu carro de la compra hay más legumbres que carne, no solo estarás ahorrando mucho dinero sino que estarás realizando una compra mucho más sostenible.

Además, también te aportan hidratos de carbono complejos, de los buenos. Y vitaminas, minerales y fibra.

Las legumbres puedes comprarlas secas, en conserva o congeladas (en este formato son más comunes los guisantes y las habas, pero también puedes encontrar garbanzos u otras).

Prioriza aquellas de cercanía y si puedes, cómpralas a granel.

Tanto la quinoa como el trigo sarraceno son pseudocereales. Contienen más proteína. Digamos que están entre un cereal y una legumbre. Puedes comprarlos sin problemas. Aunque es más barato y sostenible comprar legumbre.

Y, a continuación, un apartado de esos que tanto nos gustan... ¡las opciones de *Fast Food* Saludable!

Legumbres en conserva... ¡un *must have!*

Voy a confesarte que, personalmente, las prefiero a las secas. Son igual de nutritivas, ahorras mucho tiempo y ¡siempre quedan perfectas!

Legumbres en conserva es de esos procesados que SÍ, definitivamente SÍ.

Lo ideal es que en sus ingredientes solo lleven la legumbre en cuestión, agua y sal (menos del 1 %). También pueden llevar esos aditivos necesarios, como son los antioxidantes. Pero vamos, que no te líes. Si dudas de lo que pueda llevar ese caldillo, lo que puedes hacer antes de consumirlas es aclararlas bien bajo el grifo con un colador para eliminar gran parte de esos aditivos y el exceso de sal, y listo.

Quizá hayas oído que es supernutritivo. Bueno, puede que parte de los micronutrientes de la legumbre hayan pasado al líquido de inmersión... pero las diferencias de eliminarlo no son relevantes.

Eso sí... ¡Ojo! No es lo mismo comprar unas legumbres cocidas y en agua que una fabada asturiana. Verás que los ingredientes de las etiquetas no tienen nadaaaa que ver.

Cuidado también con las versiones guisadas con verduras «a la jardinera». Revisa sus ingredientes. Evita aquellas con azúcares añadidos o aceites refinados. Pueden llevar algo de sal y algún antioxidante, pero no mucho más.

AQUÍ VAN DOS EJEMPLOS DE ETIQUETAS:

Garbanzos, agua, sal y antioxidantes (disulfito sódico, E-385).

Alubias, agua de cocción, verduras (zanahoria, pimiento verde, cebolla y tomate), aceite de girasol, sal, potenciador del sabor (E-621) y antioxidante (E-385).

A continuación, voy a dejarte una idea de receta superdeliciosa, nutritiva y rápida.

ENSALADA DE GARBANZOS CON ATÚN Y VINAGRETA DE MOSTAZA

Ingredientes (para 2-3 raciones)
1 bote de garbanzos (o 400 g de garbanzos cocidos)
2 latas de atún al natural o en aceite de oliva

1 lechuga pequeña (o en bolsa ya cortada, si lo prefieres)
4 nueces
Pipas de girasol

Para el aliño: aceite de oliva virgen extra, mostaza de Dijon, cúrcuma, menta deshidratada, pimienta negra, jengibre en polvo, ajo en polvo y vinagre de manzana.

Procedimiento: limpia bien la lechuga. Lava los garbanzos bajo el grifo con un colador, hasta que eliminen por completo la espuma. Trocea las nueces. Desmiga el atún y mezcla todos los ingredientes en un bol. Para la vinagreta, mezcla en un tarro el aceite AOVE, el vinagre de manzatna, las especias y la mostaza de Dijon. Las cantidades serán al gusto. No añadas sal ya que la mostaza es muy alta en sodio.

Este plato es supercompleto y nutritivo, además de rapidísimo. Te aporta todo lo que necesitas y ¡sin encender la vitrocerámica! Además, puedes hacer muchas modificaciones a la receta ya que se presta a que juegues con tu imaginación

Por ejemplo, puedes escoger otra legumbre (lentejas, alubias, etcétera) y también variar las hortalizas: pepino, rúcula, pimiento, etcétera. Incluso añadir salmón ahumado o langostinos.

¿Y las pastas de legumbres, son saludables? Sí, definitivamente sí. Pero como sustituta de la pasta, no como sustituta de la legumbre. Tiene más fibra y proteínas que la pasta blanca convencional, pero es menos completa que la legumbre entera. En ocasiones, en este procesado, se pierden por el camino nutrientes muy interesantes como fibra, vitaminas y minerales.

Para comprarlas sin que te la cuelen, a estas alturas ya sabes lo que debes hacer: ¡mirar el listado de ingredientes! Tienes que fijarte que su único ingrediente sea la harina de la legumbre en cuestión (garbanzo, guisante...). No vaya a ser que te estén vendiendo la misma harina refinada de siempre con un pequeño porcentaje de legumbre.

El mismo ejemplo que con la pasta de verduras tricolor ¿recuerdas? Claro que sí... ¡a ti ya no te toman el pelo!

Y, por último, para terminar con las legumbres procesadas, debes prestar especial cuidado a los hummus comerciales. La mayoría llevan aceites refinados como de girasol o de palma, azúcares y otros aditivos. Escoge aquellos con buenos ingredientes, donde el garbanzo sea el primero y la grasa añadida sea de oliva. Por desgracia, hay muy pocos de estos... En este caso concreto, acabarás antes haciéndolo tú en casa.

Proteínas vegetales

Si quieres reducir el consumo de proteína animal, ya has visto que la forma más barata y nutritiva es sustituir la carne por legumbre. Pero, si quieres aún más variedad en tus preparaciones culinarias, puedes optar también por incluir en tu carro de la compra tofu, soja texturizada, *tempeh*, proteína de guisante, no-pollo vegano, etcétera.

Las llamadas PROTEÍNAS VEGETALES suelen ser derivados de legumbres, comúnmente de la soja. En este grupo también nos encontraríamos con el *quorn*, que es una micoproteína obtenida a partir de la fermentación de un hongo. O con el *seitán*, que es el gluten del trigo o de otros cereales como la espelta.

Todas, a excepción del *seitán*, son de alta calidad proteica. Aunque si tuviera que quedarme con dos a nivel nutricional serían: por un lado, el tofu, ya que es fuente de hierro y rico en calcio (sobre todo el cuajado con sales de calcio), y por otro lado la soja texturizada, por su gran contenido en proteínas.

Hay muchos motivos para incluir las proteínas vegetales en tu alimentación. Por sostenibilidad, por respeto animal, para tener variedad de sabores en tus platos... Y porque son muy saludables, siempre y cuando compres el producto original y no ultraprocesados a base de este, como salchichas, hamburgesas, etcétera.

Es preferible que no lleven azúcares o aceites refinados. Pueden llevar algo de sal (menos del 1 %), antioxidantes o coagulantes, como cloruro magnésico o cloruro cálcico. Estos dos nombres dan miedito, pero son sales, en ocasiones de origen marino. Si las ves en los ingredientes, puedes comprar ese producto sin problemas.

VAMOS CON ALGUNOS EJEMPLOS DE ETIQUETAS:

- TOFU FIRME. **Ingredientes:** agua, habas de soja, coagulantes: *Nigari* (cloruro magnésico de origen marino) y cloruro cálcico.

- Salchichas de tofu veganas. **Ingredientes:** agua, gluten de trigo,* 18'01 % tofu* (agua, habas de soja,* estabilizante: sulfato cálcico), aceite de girasol,* levadura* (levadura,* harina de trigo,* sal), almidón de maíz,* sal marina, especias,* salsa de soja* (agua, habas de soja,* trigo,* sal marina), espesantes: goma xantana, goma garrofín: gelificante: carragenanos: vinagre de manzana,* emulgente: lecitinas (soja) .* (*De agricultura ecológica.)

Bebidas y yogures vegetales

Puede que, al igual que yo, no quieras tomar leche de vaca (por la razón que sea) pero que te guste tener algo con lo que cortar el café. En este caso, una opción son las bebidas vegetales. Pero elígelas porque te gustan, por introducir sabores nuevos, o por motivos más concretos como intolerancia a la lactosa, veganismo, etcétera. No porque vayas a obtener ningún beneficio extra a nivel nutritivo.

Y es que no son obligatoriamente más saludables que la leche de vaca. Además, depende de cuál elijamos. La composición nutricional de bebidas vegetales varía mucho entre marcas. Tenemos algunas que son interesantes a nivel nutricional y otras que son como si tomases un batido, repletas de azúcar. Recuerda que la industria busca siempre que el producto esté lo más rico posible, así que le añaden azúcares, aceites refinados, aromas y otros aditivos. Y por no decir, aquellas que son prácticamente agua, y encima carísima. Así que aquí vuelve a ser superimportante aprender a leer bien las etiquetas para saber qué compramos.

EMPECEMOS REVISANDO LOS TIPOS QUE HAY:

De cereales (arroz o avena). Contienen principalmente hidratos de carbono.

De frutos secos (almendra o avellana). Contienen más grasa de la buena, como los frutos secos.

De legumbre (soja). Si está bien formulada y, además, enriquecida con calcio y vitamina D, es la que más se parece a la leche de vaca. Es la que tiene mayor calidad proteica. Sin duda, gana por goleada a nivel nutricional al resto de las bebidas vegetales.

¿Cómo elegir una buena bebida vegetal?
Evita las que llevan azúcares añadidos o aceites refinados, como el de girasol.
Escoge las que incluyan más de un 10 % de soja o cereales, y más de un 3-4 % en el caso de los frutos secos.
Es preferible que vayan enriquecidas con calcio (en forma de carbonato cálcico o sales de calcio) y vitamina D, sobre todo si vas a usarlas como alternativa a la leche de vaca.

Al ver los porcentajes recomendados, estarás pensando que siguen siendo aguachirri. Claro, porque son bebidas. La leche de vaca también es casi todo, agua (88 %).

Respecto a los yogures vegetales, encontramos también opciones variadas de soja, coco, almendra, etcétera. La pauta sigue siendo la misma. Escoge siempre sus versiones naturales y sin azúcares añadidos.

Frutos secos y semillas

Otro imprescindible de tu carro de la compra. Escógelos preferiblemente naturales. También puedes comprarlos tostados. Prioriza aquellos de cercanía y si puedes, cómpralos a granel.

Tu bolsillo y el planeta lo agradecerán. Importante: evita aquellos fritos y salados. Y evita también los que llevan azúcar, miel, potenciadores del sabor, etcétera.

Los míticos surtidos de maíz y cosas fritas supersaladas están más cerca de unas patatas fritas que de unos saludables frutos secos.

«Jo, Andrea, es que son mi perdición...» Vale, te entiendo. Y la mía. Pero vamos a hacer una cosa. En casa, escoge los frutos secos naturales o tostados sin sal. Y deja los que son tipo *snack* frito para tomarlos en el bar con una cervecita. Y así tienes la experiencia completa. Recuerda, no hay que hacerlo perfecto todo el rato. Pero sí con criterio, conciencia y sentido común.

Un mito que ahora mismo vamos a desmontar sobre los frutos secos es ese que asegura que engordan una barbaridad. Vale, te confirmo que son un alimento de alta densidad calórica. Pero de calorías buenas, grasas molonas y, sobre todo, fuente de fibra.

Además, son altamente nutritivos y saciantes. Puedes tomarte perfectamente un puñado al día sin problemas, ya que su consumo no se asocia con obesidad ni sobrepeso. De hecho, su consumo sí que se asocia a menor riesgo de padecer enfermedades cardiovasculares, mejoran la resistencia a la insulina, reducen el colesterol LDL (el malo), y podrían reducir incluso la tensión arterial y los triglicéridos. Es el *snack* infalible que nutre, sacia y te da un chute de energía, y que recomiendo a todos mis pacientes en consulta.

Recuerda que no contamos calorías. Nuestro rollo es más moderno. Nos fijamos en la calidad del alimento, no en su aporte calórico.

Cereales y derivados

La principal indicación es que hay que comprar siempre la versión integral, mucho más nutritiva y saludable que la versión refinada o «blanca». Por lo tanto, busca siempre la palabra integral detrás de trigo, espelta, centeno, arroz, maíz, etcétera.

Muchos de mis pacientes se quejan de que, por ejemplo, el arroz integral tarda mogollón en cocerse, y encima queda crudo. Pero siempre hay soluciones sencillas para todo. Si lo dejas en remojo la noche anterior como si se tratase de una legumbre y luego lo cueces durante 45 minutos, te quedará perfecto. También puedes ayudarte con la olla exprés.

Y si eso te sigue pareciendo un tostón, siempre tenemos las opciones *Fast Food* saludables: los vasitos de arroz integral para microondas son una buena elección. Solo debes fijarte que en sus ingredientes lleven alguna grasa de buena calidad, como aceite de oliva. Evita los que lleven aceites refinados y listo.

Y si no acaba de encajarte la textura, o quizá temes que tu familia no lo acepte, entonces recuerda que no hay que ser perfectos todo el rato. En este caso, mi consejo es que destines el consumo de arroz blanco a momentos puntuales (esa paellita del domingo, por ejemplo) o para cuando debas seguir una dieta de protección gástrica por problemas digestivos.

En tu día a día, puedes elegir otra fuente de hidrato de carbono complejo que sí te guste. Hay infinidad de opciones: patata, boniato, pasta integral (del cereal que sea), pan integral, legumbres, quinoa, trigo sarraceno en grano (está buenísimo), o las pastas de legumbres o de trigo sarraceno (que, además de hidrato de carbono, te aportarán proteína).

Cuando los cereales se presenten en formato de harina, recuerda comprobar en la etiqueta que figure la palabra integral. Por ejemplo: harina integral de trigo o harina integral de espelta.

El pan siempre integral

Y hemos llegado al pan nuestro de cada día. Quizá uno de los alimentos sobre los que hay más mitos y también más desconocimiento. Y, *a priori*, de los más complicados para saber distinguir una opción saludable. Pero yo te voy a poner fácil lo difícil, como en todo:

Un pan saludable debería contener en sus ingredientes: harina integral (del cereal que sea), masa madre (o levadura), agua y sal. ¡Y nada más!

Vale, puede ser mezcla de varias harinas integrales o bien llevar alguna semillita, o cualquier otro ingrediente sano. Pero tengo que decirte que esto suele ser como encontrar una aguja en un pajar.

En la amplia gama de panes envasados que nos ofrece el supermercado, encontramos panes refinados a los que se les ha añadido fibra (y no es lo mismo que integral), aceites refinados, azúcares y otras palabrejas de esas que no hace falta que nos aprendamos. Si ves un pan con una etiqueta larguísima, ya te digo yo que dista bastante de lo que realmente debería ser un pan de calidad.

Por suerte, desde 2019 existe una nueva ley reguladora del pan que beneficia a los consumidores. Entre otras cosas, está prohibido a partir de entonces decir que un pan es integral cuando no se ha elaborado con un 100 % de harinas integrales. El término «grano entero» es lo mismo que «integral».

Pero ¡ojo!, aunque un pan sea integral no quiere decir obligatoriamente que sea de calidad, igual puede llevar mejorantes panarios, azúcares, etcétera.

Por lo tanto, no nos quedaremos con la portada, e iremos siempre a revisar los ingredientes de ese pan, o de cualquiera de sus derivados tipo biscote, picos, tostaditas, etcétera. Vamos a ver algunos ejemplos de etiquetas:

BARRA INTEGRAL DE TRIGO
Ingredientes: harina integral de trigo 100 %, agua, levadura, sal.

BOCADILLO FIBRA.
Ingredientes: harina de trigo, agua, salvado de trigo, levadura, sal, gluten, malta tostada, fibra vegetal, agente de tratamiento de la harina (E-300), enzimas.

Y ahora, vamos a abrir un turno de preguntas sobre el pan, que seguro ya se te han ocurrido varias de ellas:

¿Hay algún pan de molde saludable?

Por definición, el pan de molde lleva en su receta grasas añadidas para que se conserve tierno más tiempo. También suelen añadirle azúcar y otros aditivos. Esto quiere decir que encontrar un pan de molde saludable es bastante complicado. Pero, sé que es un buen recurso para emergencias o fondo de armario. En mis redes sociales y en mi curso de etiquetas encontrarás una recopilación con las marcas más interesantes. Y mi consejo principal es que:

Si compras pan de molde, escoge uno con alto porcentaje de harina integral (>70 %), grasas buenas (aceite de oliva o girasol alto oleico) y poco azúcar.

➤ ¿Y los que se anuncian como «pan rústico», «cereales y semillas», etcétera?

Que no te la cuelen con ese rollo. Mira, voy a enseñarte los ingredientes de uno de estos productos: *harina de trigo, agua, levadura, 2,75 % aceite de girasol, sal, harina fermentada de centeno y trigo, emulgente: monoglicéridos y diglicéridos de ácidos grasos, conservadores: propionato cálcico, ácido sórbico.* Ya ves que rústico, rústico... no es.

Y ojo también a los ingredientes de esta barra de «pan 6 cereales» de un conocido supermercado: *harina de trigo, agua, cereales (14 %) (mijo pelado linaza marrón, harina de centeno moteada, sésamo, semillas de girasol, sémola de trigo, harina de arroz, trigo triturado, gluten de trigo, masa ácida), sal, levadura, emulgente (E-472e), agente de tratamiento de la harina (E-300), trigo sarraceno, linaza dorada y marrón, sésamo, semillas de girasol.*

Como ya sabías si has leído con atención este libro, esos reclamos están puestos para hacer que los productos parezcan más sanos, y vender más. Pero, si lees los ingredientes, verás que son la misma harina refinada de siempre. Y, encima, en el triste porcentaje de cereales (14 %) tampoco vemos la palabra integral. Pues vaya.

➤ El pan de la panadería de mi pueblo será sano, ¿no?

Igualmente tienes que informarte bien de los ingredientes. Como buena mujer pueblerina que soy, me encantaría decirte que todo «lo de pueblo» es mejor. Pero, en este caso, no es así. Que sea de pueblo no quiere decir nada. Hay muchos pueblos en los que no se puede encontrar ni un solo pan con las características que te he comentado anteriormente. Ni aunque tengan horno de leña.

➤ ¿Y en esas panaderías supermodernas y cuquis de la ciudad?
Recuerdo que cuando vivía en Bilbao quise hacer una investigación para mis pacientes. Fui panadería por panadería buscando un pan que cumpliera con las características que te acabo de contar. Las opciones que encontré me cabían en los dedos de la mano. No te digo más.

Ahora, tras la ley que te comentaba de 2019, al menos no nos pueden engañar con el término «integral». Pero, aun así, pueden añadirle grasas, azúcares, mejorantes panarios y otros aditivos.

Así que, este es mi consejo: infórmate siempre de qué estás comprando. Sea en el súper, en la panadería de Paco, o en esa otra de diseño. No deduzcas que es sano solo por el tipo de establecimiento.

➤ Andrea, yo como muy poco pan, solo para empujar. ¿También debo tener tanto cuidado?
Si es así, y tu consumo es superpuntual, no importaría tanto. Pero lo primero que deberíamos ver es si realmente comes tan poco. Y no porque me mientas, sino porque lo hacemos casi sin darnos cuenta. Es un hecho que en España comemos MUCHO pan. La tostada del desayuno. La pulguita de media mañana. Las tapitas del aperitivo. El de «empujar» en la comida. El bocadillo de la merienda. El de los *pintxos* de la cerveza. El de las cenas rápidas frente al televisor. O el de cuando te comes cualquier cosa de pie en la cocina «entre pan y pan».

Al final vas sumando, y te das cuenta de que sí conviene fijarse en su calidad. Al menos del que comes en casa. Porque está claro que el pan del bar no la va a cumplir.

➤¿El pan engorda?

La pregunta del millón. Para empezar, la palabra «engorda» me chirría mucho. Como nutricionista me gustaría abolirla. No hay ningún alimento que «engorde» o «adelgace». Ni me gusta hablar en esos términos. Como te he comentado varias veces, todo depende de la frecuencia de consumo, del conjunto de tu alimentación, del nivel de actividad física y de muchos otros factores.

Pero, bueno, para que me entiendas, si te comes todo el pan que te acabo de nombrar antes en un solo día, igual sí que sería excesivo. Sobre todo, porque desplazaría a otros más interesantes a nivel nutritivo y que te ayudarían mejor a mantener tus niveles de energía y de grasa corporal, como los vegetales, proteína de calidad, frutos secos...

La pasta, también integral

Y mucho cuidado, porque justo en este producto es donde te la pueden colar muy fácilmente. ¿Recuerdas que la denominación de pan integral está protegida por ley? Podríamos entender que con todos los productos es así. ¡Pues no! Hoy en día, mientras escribo estas líneas, aún podemos encontrar en el supermercado «falsas» pastas integrales.

En el paquete verás que figura la palabra integral, pero están hechas de la misma harina o sémola refinada de siempre a la que se le ha añadido salvado. El salvado es una capa de los cereales que aporta fibra y minerales, y es uno de los componentes que se retira para elaborar harinas refinadas.

Vale, te acepto que esta opción es mejor que una pasta blanca sin más, pero a nivel nutricional no es lo mismo que un producto realmente integral.

Ojalá que, cuando tengas este libro entre tus manos, la legislación haya cambiado. Pero mientras tanto, si quieres comprar una pasta integral «de verdad», cuando mires los ingredientes fíjate que no ponga nada de salvado. Solamente debe aparecer «sémola de trigo duro integral 100 %».

VAMOS CON ALGUNOS EJEMPLOS DE ETIQUETAS:

FALSA PASTA INTEGRAL:

Portada del paquete: integral. Plumas Rayadas. Alto contenido en fibra.

Reverso: pasta alimenticia de sémola de trigo duro rica en fibra.

Ingredientes: sémola de trigo duro, salvado y germen de trigo (8 %).

VERDADERA PASTA INTEGRAL:

Portada del paquete: macarrones integrales.

Ingredientes: sémola de trigo duro integral 100 %.

Galletas

Ya sé que te cuesta abandonar la esperanza de encontrar alguna galleta que sea verdaderamente saludable. Y te tiras la mitad del tiempo en el súper leyendo las etiquetas con esa ilusión. Pero voy a ahorrarte todo ese tiempo.

No existe en la faz de la tierra ninguna galleta saludable.

Es como intentar buscar un bollicao saludable. No existe. Al menos, a día de hoy. Ni las integrales (también las hay «falsas» integrales), ni las 0 % azúcares, ni las de avena, ni con quinoa, ni «devoragrasas» ...

Es que ni siquiera las míticas galleta María. Esas que son el desayuno estrella de los hospitales. De hecho, estoy por enviarle este libro de regalo al ministro de Sanidad de turno, a ver qué puntuación saca en el test de la introducción, jajajaja.

Pero, a pesar de todo, no caigas en la desesperación. ¡Puedes seguir comiendo galletas! Simplemente, en lugar de hacerlo a diario, destina su consumo a momentos puntuales. Y entonces, come la que más te guste, la más rica, no te compliques la vida buscando la menos mala.

Cereales del desayuno

Como ya te imaginarás a estas alturas, los míticos cereales chocolateados del oso, o el arroz inflado azucarado de la rana y demás animalitos no son muy sanotes... Hasta aquí, era fácil de deducir.

¿Pero qué me dices de esos cereales destinados a «adelgazar» ricos en fibra? Como esos en cuyo anuncio salía una modelo con un vestido rojo haciendo la forma de la letra que figura en la caja... Una modelo muy delgada, claro, faltaría más.

Pues mira sus ingredientes: *arroz (47 %), trigo integral (37 %), azúcar, cebada (5 %), harina de malta de cebada, sal, extracto de malta de cebada, niacina, hierro, riboflavina, tiamina, vitamina B6, ácido fólico, vitamina D, vitamina B12.*

Por el orden de los ingredientes ya podemos intuir que llevarán más del 5 % de azúcar. Pero si vas a la tabla, verás que representan un 15 %. Además, el primer ingrediente, el arroz, es refinado.

Por cierto, cada vez que recuerdo que estos productos para adelgazar están destinados a mujeres, se me llevan los demonios. Pero esto es otro tema.

Los cereales destinados a «adelgazar» distan mucho de ser saludables. Llevan azúcar y muchas veces siguen siendo refinados.

Los cereales que debes comprar como opción saludable para tu desayuno deben llevar en sus ingredientes el cereal integral, o una mezcla de cereales integrales. Nada más.

Hay algunos productos interesantes que puedes encontrar en el supermercado. Uno de ellos es precisamente de la marca anterior (letra roja). Se trata de unas «almohadillas», y en la portada de la caja presumen de ser 0 % azúcares añadidos. Como no nos fiamos de nada ni de nadie, le damos la vuelta y miramos los ingredientes: *trigo integral (100 %).*

¡B R A V O! Muy bien. Esto sí. No hay que mirar nada más, son unos cereales geniales. Pero si queremos compararlos con el anterior producto (15 % azúcares), veremos que estos llevan solo un 0,9 %, que son los que azúcares que están naturalmente presentes en el trigo integral.

Cuidado especial con los mueslis, granolas etcétera, que ahí suelen colar bastante ponzoña (azúcar a punta pala y aceites refinados). Pero bueno, confío en que ya sabes identificar y descartar una etiqueta como esta de aquí:

Ingredientes: copos de avena bio sin gluten,* sirope de ágave,* almendras, arándanos rojos deshidratados, aceite de coco* y semillas de calabaza. Ingredientes ecológicos. *

Por muy BIO, sin gluten y ecológico que sea, el azúcar figura como segundo ingrediente (en forma de sirope) y contiene aceite de coco refinado, nada recomendable.

No te digo el precio del paquete que igual te caes de la silla.

De entre todas las opciones para los cereales de tu desayuno, la mejor sería la avena. Pero entiendo que me estés leyendo con cara de: «Tía, eso sabe a alpiste». ¡Eso es porque no sabes prepararla! La avena hay que dejarla en remojo y/o cocinarla.

Se trata de preparar el famoso *porridge* o gachas de avena. Así quedarán con una deliciosa y cremosa textura. Y es bastante fácil, mira:

Cocina la avena en un cazo a fuego bajo durante unos 5-10 minutos, removiendo constantemente. A mí me gusta ponerle piel de naranja o limón y canela.

Opción para vagas: déjala en remojo toda la noche con una cucharada de semillas de chía y por la mañana puedes calentarla en el microondas.
Tanto para cocinarla, como para dejarla en remojo, puedes usar leche, bebida vegetal o agua.

Y luego ya la tuneas con tus *toppings* favoritos. Pero que sean sanotes. Los míos son fruta fresca, semillas, frutos secos, coco rallado... ¡a tu gusto!

Café e infusiones

El mejor café es el natural, a poder ser recién molido. No de mezcla o torrefacto. Cuidado con las cápsulas de café: las que van con leche pueden llevar azúcar.

Infusiones: puedes comprarlas en bolsita o mucho mejor a granel. Cuidado con las que van preparadas, ya que pueden contener azúcar.

Condimentos

➤ **Sal:** no te hablo de la que va como ingrediente o conservador, sino de la que añades con el salero. La sal recomendada para dicho consumo es la sal yodada. Últimamente, se han puesto de moda variedades como la sal de Himalaya. ¿Es mejor? Es más pija. Más rosa.

Pero me parece otro sacacuartos. Las diferencias en cuanto a su composición nutricional son imperceptibles. Y más si consumimos menos de 5 g al día. Lo que es perceptible (y mucho) es la diferencia de precio.

➤ **Vinagre:** es preferible que sea de vino, de manzana o de Jerez. Evita el consumo habitual de vinagre de Módena, especialmente si es en crema, por su alto contenido en azúcares añadidos.

➤ **Especias y hierbas aromáticas:** puedes comprarlas frescas o secas, y consumirlas sin problema. Algunas de las más habituales son: albahaca, menta, orégano, canela, cúrcuma, pimienta, cilantro, perejil, eneldo, romero, etcétera. Únicamente, ten cuidado con las mezclas de especias, ya que pueden llevar mucha sal, potenciadores del sabor o incluso harinas. Ya sabes... ¡a leer las etiquetas!

Aceites y grasas

Igual que con la sal, en este apartado no hablaremos de los aceites o grasas que aparecen en los ingredientes, sino de aquellos que usamos para cocinar o para añadir en crudo a los platos.

Como seguro que ya sabes, la mejor opción para tu mesa y tu cocina es el aceite de oliva virgen. Puede ser extra o no, desde el punto de vista nutricional no hay diferencias.

Está subiendo tanto su precio que puede que, cuando publique este libro, sea más accesible cocinar con sangre de unicornio. Si buscas una opción más económica, aunque no estará a la altura a nivel nutricional, podrías optar por aceite de oliva común.

El aceite de girasol no es buena idea, si lo compras, asegúrate de que lleve el «apellido» alto oleico.

Evita también comprar otros aceites refinados como: maíz, palma, etcétera. Y mucho menos recomendables serían las grasas de origen animal como mantequilla, sebo y manteca.

Aún quedaría en peor puesto la margarina.

Pero lo peor de lo peor, lo que no querría ver en tu despensa, es el aceite de coco refinado.

En resumen, compra aceite de oliva, a poder ser virgen. Tanto para añadir en crudo como para cocinar. Y el resto, de pascuas a ramos.

Siguiendo en el grupo de las grasas y aceites, vamos a terminar hablando de:

- **ACEITUNAS:** te aconsejo un consumo moderado porque son muy altas en sodio. En sus ingredientes deben llevar aceitunas, agua y sal. No pasa nada si llevan algún antioxidante o corrector de acidez.

Evita las rellenas. Es ahí donde podemos ver aditivos prescindibles como potenciadores del sabor.

➤ **AGUACATE:** muy rico en grasas de las buenas, y muy recomendable su consumo. Es la alegría de las ensaladas. Cómpralo preferiblemente de temporada y de producción local. Y también puedes comprar sin miedo el guacamole comercial, siempre que lleve en ingredientes más del 95 % de aguacate. La cantidad de aditivos, sal y azúcar suele ser imperceptible, y es un producto fácil de encontrar en versiones saludables.

➤ **MAYONESA:** a diferencia del guacamole, nos encontramos aquí con un producto que normalmente no es saludable, ya que en sus ingredientes predominan los aceites refinados, como el de girasol. Cuidado también con las versiones «light» o «ligeras». Recuerda que si le quitan grasa le añaden agua y/o azúcar u otros aditivos.

Si deseas comprar una mayonesa comercial, busca aquellas confeccionadas con aceite de oliva y que no lleven azúcares o aromas añadidos. Hay pocas, pero las hay. Mira, por ejemplo, qué maravilla de etiqueta:

Ingredientes: aceite de oliva virgen extra (55 %), aceite de oliva (22 %), yema de huevo, vinagre de sidra, zumo de limón, sal y mostaza.

En cambio, las opciones más vendidas no suelen ser nada recomendables (recuerda que el aceite de soja es uno de los aceites refinados que debíamos evitar a toda costa):

Ingredientes: aceite de soja (64 %), agua, vinagre de vino blanco, yema de HUEVO (5 %), zumo de limón, extracto de pimentón, azúcar, sal, almidón modificado, antioxidante (EDTA), aroma, colorante (carotenos).

Y ahora ya sabes que...

↓

Frutas, verduras y legumbres no pueden faltar en tu carro de la compra ¡Y tienen sus versiones *Fast Food!* ¿Qué más quieres?

Las galletas sanas no existen, elige la más rica. Y, sobre todo, elige consumirla de forma puntual.

El pan, los cereales y la pasta, siempre integrales.

El snack perfecto para cada día: frutos secos naturales o tostados sin sal (el capricho perfecto es la cervecita en el bar con snack frito y tu crush de la oficina. Pero cada cosa a su tiempo).

Paso 6

Acompáñame al súper (parte II)

En el paso anterior te acompañé por el súper para enseñarte a llenar tu carro de la compra con las opciones más saludables de cada producto. Y ahora te propongo que volvamos otra vez, porque nos quedaron algunas cosas pendientes... ¡hay tantos pasillos que visitar! Eso sí, como por aquí valoramos mucho el tiempo de cada uno, ya te aviso que este próximo apartado 6.1. te lo puedes saltar si eres vegano. Si este es tu caso, date una vuelta metafórica mientras termino la compra con los omnívoros, y nos vemos en el siguiente apartado, dedicado a los más golosos. 😊

6.1 SÁLTATE ESTE APARTADO SI ERES VEGANO (¡SOLO ESTE!)

Lácteos y derivados

Voy a comenzar diciéndote algo que quizá te sorprenda, y que posiblemente te desmonte un par de mitos:

Los lácteos ni son el demonio (a no ser que tengas alguna intolerancia o patología concreta) ni son indispensables.

Son muy nutritivos, eso sí. Y ricos en calcio. Pero también podemos obtener esos nutrientes de otros alimentos, como los pescados pequeños con espina, los moluscos y mariscos, las semillas, la fruta desecada, los frutos secos, las coles de todo tipo y el tofu con sales de calcio, entre muchos más.

Así que, cuando tu cuñado te diga cosas como: «El ser humano es el único mamífero que consume leche después de la lactancia», le puedes contestar que sí, que vale. Pero que también es el único mamífero que consume albóndigas en tomate después de la lactancia.

La razón de nuestro largo consumo de leche es que somos el único mamífero en tener manos operativas, entre otras cosas, y por eso podemos ordeñar a otros animales. Y ya no entremos en el tema de la ganadería, etcétera. A lo que me refiero es que los animales no la toman porque no pueden, pero prueba a darle un cuenco con leche a tu gato o perro.

Al mismo tiempo, como somos seres adaptativos, nuestro organismo se ha adaptado para que este alimento nos siga sentando bien después de la lactancia. Al menos a la mayoría. Ya sabes que me refiero a la tan famosa intolerancia a la lactosa, en boca de todos desde hace ya un tiempo. La protagonista de esta historia, la lactosa, figura en muchas portadas de productos, y quizá se la ha demonizado más de la cuenta. Y es que la lactosa parece ser el nuevo «hombre del saco». Pero la realidad es otra muy distinta.

La lactosa es un azúcar presente de forma natural en la leche (incluso en la leche materna). Este azúcar necesita ser degradado para que podamos absorberlo correctamente, y ese proceso ocurre en el intestino gracias a un enzima llamada lactasa, que descompone a la molécula de lactosa. ¿Hasta aquí bien verdad?

Vale, ahora va la explicación de por qué hay personas a las que la lactosa les sienta bien y otras que les sienta mal. Todos nacemos con una actividad de la enzima lactasa máxima, ya que estamos preparados para consumir únicamente leche en esta etapa. Lo normal sería que, a medida que crecemos, esta actividad fuera disminuyendo, y, por consiguiente, también disminuyera la lactasa, ya que sería innecesaria. De hecho, se trata de una situación normal y mayoritaria en el ser humano (70 % de la población mundial).

Sin embargo... ¡Un 65 % de los españoles adultos tolera perfectamente la lactosa! ¿Y cómo puede ser? Pues muy fácil. Porque si al cuerpo le seguimos dando lactosa, este sigue produciendo lactasa para descomponerla, es un tema de adaptación genética. La diferencia de cuánta gente es intolerante a la lactosa en unos países y otros se debe a la desigual tradición del pastoreo y del consumo de leche.

Pero, a pesar de eso, incluso en países «lecheros», puede haber personas que tengan poca lactasa, por la razón que sea. En ese caso, la lactosa no puede dividirse para su correcta absorción. Nuestras bacterias intestinales no pueden digerirla, y se producen gases, responsables del malestar digestivo y los síntomas de la intolerancia.

Si notas algún síntoma digestivo, no hagas experimentos por tu cuenta consumiendo alimentos sin lactosa. Lo mejor es pedir cita con tu médico para que te haga las pruebas de intolerancias pertinentes. Quitarte alimentos por tu cuenta puede retrasar el diagnóstico de otra enfermedad importante. Te lo digo yo, que, además de ser nutricionista digestiva soy celíaca y obtuve el diagnóstico demasiado tarde, después de mucho sufrimiento.

¿Recuerdas que hemos dicho que aproximadamente el 65 % de españoles tolera perfectamente la lactosa? Según este dato, yo me pregunto: ¿por qué todo quisqui está comprando ahora leche sin lactosa? ¿Será una moda? ¿Quizá esos envases con frases como «fácil de digerir» o «ligera» actúen como reclamo publicitario para incrementar las ventas?

Vaya, y encima es más cara... Hmmmm.

Por cierto, a modo de curiosidad, te diré que a la leche sin lactosa no le quitan la lactosa, sino que le añaden la enzima lactasa. El motivo: sale más barato hacerlo así. Pero a ti te la venden más cara.

En resumen, no tomes lácteos sin lactosa si no eres un intolerante diagnosticado o te la recomienda tu nutricionista por alguna razón. No te hace falta y te saldrá más cara.

Aclarado este tema, vamos con algunas recomendaciones generales sobre la leche y los lácteos, para saber cómo comprarlos de la mejor forma.

➤ **Leche entera o semidesnatada.** La grasa de la leche no está relacionada con obesidad, sobrepeso o enfermedades cardiovasculares. Así que, aunque estés buscando una pérdida de peso, no es necesario que la tomes desnatada. A no ser que tu nutricionista, por alguna patología concreta, te lo recomiende.

La leche entera te va a saciar mucho más, lo que va a desplazar el consumo de otros alimentos menos recomendables. Te va a nutrir más. Y, además, es en la grasa de la leche donde se encuentra la vitamina D, imprescindible para la absorción del calcio.

El único ingrediente de la leche debe ser: leche (de vaca, cabra u oveja).
Las leches tuneadas con fibra, con calcio, con omega-3, etcétera no son necesarias, ya que puedes obtener esos nutrientes a través de los alimentos y son mucho más caras.

➤ **Yogures 0 % MG.** Ay, madre, cuánto daño han hecho aquellos anuncios en los que salía un apuesto actor español rodeado de chicas con el vientre plano (cómo no). ¿Sabes a cuáles me refiero? Aquellos yogures que presumían de activar el tránsito intestinal. Y que dejaban entrever que su consumo te proporcionaría ese cuerpo perfecto (el de las chicas, claro. Al actor no se le llegaba a ver la barriga)

Como siempre digo a mis pacientes en consulta, desconfía de un producto cuando lo anuncien chicas muy delgadas. Ya solo por evitar comprar a marcas sexistas debería ser así. Pero no es solo eso. Es que, una vez más, te están vendiendo un producto que no corresponde con su reclamo publicitario. Generalmente, esos yogures se anuncian como 0 % M.G. (materia grasa). Y lo hacen para darte la sensación de que adelgazan y que son sanos. Sin embargo, tú ya sabes que para que sigan estando ricos, al quitarles la grasa les han añadido una pala de azúcar. La friolera de 16 gramos (ojo, el equivalente a 4 terrones). Y tú te los tomas tan feliz, con sus trocitos de fruta y sus sabores exóticos, pensando que vas a acabar con el vientre plano de Shakira. Pero no. Ni adelgazan, ni son sanos.

➤ **Yogures 0 % M.G. y 0 % azúcares añadidos.** Ya lo sabes. Si la industria le quita una cosa, le añadirá otra. Lo que no va a hacer es dejar un producto que no sabe a nada. Sencillamente, porque no haría negocio. Así que estos yogures no tendrán grasa ni azúcar, pero están llenos de edulcorantes y otros aditivos. Que son seguros, sí, pero innecesarios.

EJEMPLO DE ETIQUETA:

Yogur desnatado natural con edulcorantes. 0 % M.G.
0 % azúcares añadidos.

Ingredientes: leche desnatada (pasteurizada), proteínas de la leche, leche en polvo desnatada, sucralosa, acesulfamo potásico, fermentos lácticos.

➤ **Mi recomendación es que elijas siempre el yogur blanco entero,** de los que tu bisabuela conocía. Los demás, los de sabores, con trocitos de fruta, muesli y demás *tunnings*, están repletos de lo mismo de siempre, azúcar. Y tampoco inviertas en los bífidus, que al final son leches fermentadas. No está demostrado que sean mejores que los yogures normales. Y son más caros.

Un yogur debería llevar solo dos ingredientes: leche y fermentos lácticos. En algunos también puedes ver leche en polvo o proteínas de la leche, pero siguen siendo buenos ingredientes.

➤ **Yogur griego.** El yogur griego tradicional se consigue eliminando el suero, una vez se ha obtenido el coágulo. Al tener menor porcentaje de agua va a tener los nutrientes más concentrados y, por lo tanto, nos aportará más grasas (que ya hemos visto que no son malas) y más proteínas. Hasta aquí podría ser una opción genial ya que nos va a aportar más saciedad.

El problema viene porque aquí, en España, entendemos como yogur griego aquel que se hizo muy famoso por el anuncio de una entrañable abuelita griega que decía: «Jroña que jroña. Hace años, se llevaron nuestras obras de arte. Luego, se llevaron nuestras Olimpiadas. Y ahora, ¿también quieren nuestro yogur? Nuevo yogur griego...».

¿Lo recuerdas?

A ver, señora. Ni nos llevamos nada... Ni el yogur que usted anuncia es «griego». Lo que esa marca hizo fue coger un yogur normal y añadirle nata. Eso sí, la etiqueta del producto sí que es una obra de arte. El texto dice: *«Natural, un sabor simple y una cremosidad única, que te llevarán a un momento inigualable de placer. Para muchos, ¡el mejor yogur griego del mundo!»*.

Pero si te vas a los ingredientes... ¿qué te encuentras?:

Ingredientes: leche pasteurizada, **nata** pasteurizada, leche en polvo desnatada y fermentos lácticos.

Sin embargo, vamos a ser del todo justos. Mi enfado viene, de nuevo, por la poca transparencia de los reclamos publicitarios. Pero, aunque la grasa añadida no sea la mejor, ya hemos visto que la grasa de los lácteos tampoco es tan mala, así que, si de vez en cuando te apetece un yogur griego natural, no hay problema. Mejor griego natural que con trocitos o sabores. Estos deberían ser la última opción, aunque sean desnatados.

Para que te quede claro:

El orden de preferencia a la hora de elegir un yogur es: yogur natural> yogur griego natural> yogures de trocitos o sabores.

CAMBIO FÁCIL AL YOGUR NATURAL. Cómprate un buen yogur natural (prueba de cabra u oveja artesanales que ahí sí vas a flipar con el sabor) y tunéalo a tu antojo. Puedes ponerle fruta fresca, semillas, frutos secos, coco rallado... ¡Hay muchas opciones sanas, fáciles y divertidas!

➤ **Quesos.** Un buen queso es un alimento mínimamente procesado que solo debe llevar cuatro ingredientes: leche, cuajo, fermentos lácticos y, como mucho, sal. Pero muchas veces lo que compramos no es eso. ¿Sabías que muchos de los «quesos» del supermercado no lo son? Como lo lees.

De hecho, tienen tan poco de queso que en sus paquetes ni figura la palabra. Ya que, por legislación, tienen prohibido incluirla. Te explico.

No son queso, son sucedáneos de queso. En la portada, los fabricantes juegan con la imagen del producto y reemplazan la palabra «queso» por descripciones del tipo: «Para gratinar», «sándwich», «tranchetes», etcétera. Su composición dista mucho de lo que debería llevar un queso, en realidad, son un producto ultraprocesado.

Y entonces ¿qué llevan? Muchas veces se basan en grasas vegetales refinadas (de las que no nos benefician) y/o antiapelmazantes (almidón o fécula de patata, un aditivo muy poco interesante) y sales fundentes o sales de fundido (que es lo que permite que se fundan). ¿Cómo los puedes reconocer? Pues por la palabra que falta (queso). ¡Madre mía, es que esto de ir a comprar ya parece un *scape room* donde tienes que resolver acertijos!

Otra de las *guarrindongadas* que puedes encontrarte como derivados del queso, son los quesos rallados. Estos sí que llevan queso, pero también otros aditivos en bastante proporción, como mantequilla o almidones. De nuevo, nos encontramos con formas de rellenar la materia prima, el queso en este caso, con la misión de que se funda y, además, sacar más beneficio.

Total, que acabas antes rallando una cuña de parmesano o semicurado o comprando aquellos que se funden de forma natural como el *brie*, el *cheddar* o la *mozzarella*.

CLAVES PARA DIFERENCIAR UN BUEN QUESO:

Que en el envoltorio figure la palabra queso.
Que en sus ingredientes solo figuren estos cuatro: **leche, cuajo, fermentos lácticos y, como mucho, sal. Puede llevar cloruro cálcico.**

Huevos

¡Qué maravilla de producto natural! Bueno, bonito y barato. Fácil de preparar, versátil, nutritivo, y encima, es como el negro... «pega con *tó*».

A la hora de elegir los huevos en el supermercado, debes mirar el número que llevan impreso. Elige huevos cuya numeración comience por 0 o 1. Son más sanos. Tienen más vitamina A, E y omega-3. Además, estarás respetando el bienestar de nuestras queridas gallinas, pues lo que indica ese código es la forma de cría y el tipo de alimentación que han recibido. También sería idóneo, si te es posible, que compraras aquellos producidos en lugares cercanos.

El número 0 corresponde a huevos ecológicos y el número 1 a gallinas camperas.
Evita comprarlos si el código empieza por los números 3

o 4, ya que esas pobres gallinas no pueden moverse al aire libre o, en el peor de los casos, ni ven la luz del sol.

Y ahora vamos a desmontar el mito de turno, aunque ya te he hecho algún *spoiler* antes. ¿Sabías que el huevo no aumenta significativamente el colesterol? Es falso. Aunque los huevos aporten una cantidad importante de colesterol, sabemos que este no tiene gran impacto sobre el colesterol sanguíneo y por lo tanto no aumenta el riesgo cardiovascular.

De hecho, según la evidencia científica actual, puedes comer huevos a diario.

Pescado y marisco

¿A qué edad te enteraste de que los palitos de cangrejo son una *guarrindongada*? Pues así es. Ni son saludables, ni ayudan a adelgazar y tienen menos cangrejo que el peluche del señor Cangrejo de Bob Esponja.

Pero ¡ojo!, que nuestras queridas gulas tampoco se salvan, son exactamente lo mismo. En ambos casos, estamos ante un alimento ultraprocesado basado en surimi, grasas vegetales refinadas, azúcar y sal.

El surimi es una pasta que se crea triturando las sobras de pescados, principalmente abadejo. Las partes que visualmente no son atractivas al consumidor, las que no compraríamos. ¿Eso lo van a tirar? Claro que no, cari. Aquí no se tira nada. Te lo trituran, le añaden un montón de aditivos como azúcar, potenciadores del sabor, grasas vegetales refinadas, sal, colorantes... Y tú, te lo comes tan feliz pensando que «tiene pocas calorías». Puaj.

Ya lo sé, las «gulas» también son el entrante estrella de los días navideños en mi casa. Y tanto tú como yo crecimos creyendo que los palitos de cangrejo eran inocuos y ayudaban a adelgazar. Perfectos para añadir a la ensalada. Los anuncios de la tele se encargaron de aleccionarnos a conciencia. Pero no.

Lo que sí es saludable y mucho, es el pescado y el marisco sin procesar. Puedes comprarlo fresco o congelado. Mejor si es de temporada y proximidad.

Y también puedes comprarlo en conserva, por supuesto. Ya sabes que por aquí nos flipan las conservas sanotas. Pero ¡OJO! No te olvides de leer los ingredientes:

Los pescados en conserva deben llevar aceite de oliva (mejor si es virgen extra) o estar envasados al natural. Evita comprar los que van en aceites refinados como el de girasol. Cuidado con los escabeches, la mayoría están hechos con este aceite de mala calidad. Y comprueba la cantidad de sal (<1 %).

Si compras, ahumados, hazlo con menos frecuencia y prefiere aquellas versiones con «contenido reducido en sal».

Cuidado con los derivados del pescado, patés de pescado, hamburguesas de pescado, varitas de pescado rebozado, etcétera. Son productos de baja calidad nutricional. Ya sabes que puedes comerlas puntualmente sin culpa. Pero no lo hagas con el objetivo de obtener los nutrientes del pescado a través de ellas. Para eso, mejor no comer pescado y elegir otros alimentos saludables con los mismos nutrientes.

Carne

Vamos con el controvertido mundo de la carne. Y como aquí nos mojamos con todo, empezaremos con una declaración que hará que los carnívoros acérrimos y los ganaderos de mi pueblo se echen las manos a la cabeza:

Nutricionalmente hablando, la carne es, sin duda, el alimento más prescindible comparado con otros alimentos proteicos. Siempre va a ser mejor (más beneficioso a nivel nutricional y más sostenible) comer pescado o huevos o legumbres, que carne.

Pero es que es así. Lo mires por donde lo mires. Si comparas el perfil nutricional de la carne con el resto de los alimentos proteicos nombrados, estos últimos nos brindan muchos más beneficios. No lo digo yo, lo dice la ciencia.

Y los estudios también nos dice que hay una relación directa entre el consumo cárnico y la incidencia de cáncer. De nuevo, no es mi opinión. Es una evidencia científica.

Numerosos organismos internacionales llevan años recomendando la reducción del consumo de carne. Ya en 1990 la Escuela de Salud Pública de Harvard relacionó su consumo con la aparición de cáncer. Y en 2015 la OMS afirmaba que la carne procesada es cancerígena y la carne roja lo más probable que también.

Si eres carnívora o carnívoro quizá te estén entrando ganas de cerrar este libro ahora mismo. Pero traaaanqui, que ya me vas conociendo un poquito. Recuerda nuestro lema principal: todo depende de la frecuencia con la que consumimos los alimentos.

Dicho esto, si decides comerla, aquí van unos truquis para que lo hagas de la forma más saludable posible:

Elige preferentemente las carnes blancas (pollo, pavo, conejo, faisán y codorniz), y de producción sostenible.

Si comes carne roja (ternera, cordero, cerdo, res, jabalí, caballo y cabra), no lo hagas más de una vez a la semana, y es mejor que sea de pasto. La carne de pasto tiene mejor perfil nutricional y no tiene el mismo impacto medioambiental. Fíjate que he dicho cerdo. Sí, es roja, aunque la industria te la intente vender como blanca.

Escoge cortes magros, sin grasa. Puedes comprarla fresca o congelada (su único ingrediente debe ser carne).

Hasta aquí bien, ¿verdad? Este consumo de carne es totalmente aceptable. Entonces... ¿dónde radica el problema?

El problema es la carne procesada

Nos referimos con carne procesada a salchichas, hamburguesas, fiambres, jamón cocido, mortadela, beicon, chorizo, cecina, y demás. Y sí, también entra aquí nuestro amado jamón curado. ¿Por qué son estas carnes el problema? Porque, además de su baja calidad nutricional, están íntimamente ligadas con la aparición de cáncer colorrectal. Si deseas consumir estos productos, no superes los 50 gramos al día (piensa que una loncha de jamón cocido pesa unos 20 gramos).

Vale, te acaba de explotar la cabeza, lo sé. A mí, cuando me enteré, me pasó lo mismo. Piensa que he nacido en un pueblo que vive de la ganadería porcina. Imagínate, en nuestra gastronomía reina la longaniza, la *secallona*, y los bocadillos siempre han sido de jamón serrano o jamón cocido. Además, culturalmente vemos el jamón serrano como un patrimonio nacional, y el jamón dulce como un básico en toda dieta de adelgazamiento, o incluso cuando estás mal de la tripa... Entiendo perfectamente que te resistas a cambiar el chip mental. Pero, para quitarte un poco el disgusto, voy a explicarte cómo comprar la carne procesada «menos mala».

La mejor opción sería el jamón ibérico, y mejor si es de bellota.

Respecto a los cocidos o mal llamados jamón «tipo de York», el de mayor calidad es el jamón/paleta cocido extra. Le sigue el jamón cocido (sin la palabra extra). Y el de peor calidad es el fiambre. Dentro de la categoría extra, escoge el que más porcentaje de carne tenga. Lee los ingredientes, y fíjate que lleve como mínimo un 80 % de carne, e idealmente por encima del 90 %. Los fiambres, ya sean de cerdo o ave (pavo, pollo) no suelen superar el 50 % de carne.

Aprovecho para mandar otro mito al traste: el jamón de tu carnicería de confianza no tiene por qué ser mejor que el envasado. El jamón cocido al corte puede ser de muy baja calidad. Lo mejor es que le preguntes al charcutero por la categoría, y solicita que sea extra. Por cierto, el apellido «extra» también es aplicable para esos días puntuales en los que vas a comprar chorizo o lomo curado. Mucho mejor si son de la familia «extra».

La regla al comprar jamón de cerdo, pavo o pollo es siempre la misma. Fíjate siempre en el porcentaje de carne. Cuanto más porcentaje de carne contenga, menos porcentaje de *relleno* te llevarás a la boca.

Y no le des importancia a si es cerdo o ave. No es más sano por ser de pavo. Un jamón cocido extra (85 % carne) es más sano que un fiambre de pavo (50 % carne). Una pechuga de pavo (90 % carne) es más sana que un fiambre «York» (55 % carne).

MIRA ESTAS ETIQUETAS:

Pechuga de pavo 90 % carne.

Ingredientes: pechuga de pavo (90 %), agua, sal, maltodextrina, aromas, estabilizantes (E-451, E-450, E-452), antioxidantes (E-331, E-301), fibra vegetal, conservador (E-250), aroma de humo.

Fiambre de magro o sándwich. El mítico jamón de York, vamos.

Ingredientes: paleta de cerdo (44 %), agua, almidón, aromas, estabilizantes (E-407a, E-451, E-508, E-412), sal, dextrosa, potenciador del sabor (E-621), antioxidante (E-316), colorante (E-120), conservadores (E-262 y E-250).

Claramente, la segunda lleva mucho más *relleno* que la primera. Y si supieras de qué conocida marca se trata, se te caería el libro de las manos del asombro.

No confíes en marcas conocidas. No tienen por qué ser más sanas solo por ser más caras o invertir más en publicidad.

6.2. LO DULCE ES TU PASIÓN

Azúcar y otros endulzantes.

Hasta ahora ya hemos visto los azúcares que van añadidos como ingredientes en los productos, pero ahora vamos a hablar del azúcar o los endulzantes que echamos nosotros a las bebidas o a nuestros platos (los sobrecitos, los terrones, los siropes, las pastillitas...)

Y, aunque sé que ya te lo esperas, y que ya ha habido algún *spoiler*, siento insistir en esto:

El azúcar, en cualquiera de sus formas y con cualquiera de sus nombres, no es saludable.

Me da igual cómo lo llames. Panela, miel, azúcar moreno, azúcar de coco, jarabe de agave, sirope de yo qué sé... **TODOS ESTOS PRODUCTOS SON AZÚCAR. Y NINGUNO ES SANO.** Aunque el gurú de turno te diga lo contrario. No lo es. Como mucho, solo es más caro.

La primera solución que se nos ocurre a todos cuando aceptamos que el azúcar es malo, es sustituirla por edulcorantes. Ni se nos pasa por la cabeza renunciar al sabor dulce. Yo misma pasé por eso, cuando de adolescente empecé a leer sobre los perjuicios del azúcar. Recuerdo perfectamente coger el bote de sacarina líquida y literalmente «ordeñarlo» en mi café.

Todos hemos pasado por esa fase de atiborrarnos de edulcorantes. No solo añadiéndolos a nuestros alimentos o bebidas sino también en forma de ultraprocesados (refrescos Zero, galletas sin azúcar, etcétera). Sin embargo, cuando investigas un poco, ves que no son tan inofensivos como parecen. De hecho, en cuanto yo misma aprendí a leer estudios científicos, los dejé.

La evidencia científica que tenemos actualmente demuestra que el azúcar puede ser peor que los edulcorantes. Pero, ya hay estudios con animales de laboratorio que relacionan algunos edulcorantes, como la sucralosa, con el empeoramiento de nuestras defensas, una menor protección contra el cáncer, efectos sobre el páncreas y el sistema digestivo, alteración de nuestra microbiota intestinal. También se ha visto que otros edulcorantes como la sacarina o la estevia están relacionados con esta alteración de la microbiota intestinal. Incluso se ha demostrado en humanos que el eritritol aumenta el riesgo de que se formen placas de colesterol en las arterias, lo cual es un factor de riesgo para sufrir un infarto.

La buena noticia es que tendrías que tomar mucha cantidad para eso. Así que tampoco te rayes. Al fin y al cabo, existen más evidencias de que el alcohol o las carnes procesadas empeoran nuestra salud y ahí todos hacemos oídos sordos.

Como conclusión, te diré que el consumo de edulcorante es seguro en dosis moderadas. Pero que sea seguro no quiere decir que sea saludable. Como hemos visto en los estudios anteriores, inofensivos no son, al menos existen dudas sobre su consumo. Y lo que sí son es totalmente innecesarios. Además, su abuso contribuye a que los alimentos naturalmente dulces, como la fruta, no nos satisfagan. Y a eso es a lo que deberíamos aspirar: a recuperar el gozo por los sabores naturales, a los que nuestro paladar ha quedado insensibilizado.

Incluso la OMS se acaba de pronunciar al respecto. (*SPOILER*: a la industria alimentaria no he la gustado nada lo que ha dicho).

Resulta que la OMS ha creado una guía en la que desaconseja el uso de los edulcorantes para controlar el peso corporal o reducir el riesgo de enfermedades no transmisibles. Aquellas enfermedades crónicas de las que ya te he hablado.

Los resultados de la revisión también sugieren que puede haber posibles efectos indeseables de su uso a largo plazo, como un mayor riesgo de diabetes tipo 2, enfermedades cardiovasculares y mortalidad en adultos.

¡Ojo! Esto no quiere decir que ahora los edulcorantes sean peores que el azúcar y tengamos carta blanca para volver a consumirlo. Francesco Branca, director de Nutrición e Inocuidad de los Alimentos de la OMS, invita a las personas a considerar a endulzar tu vida de una forma sana: fruta fresca, fruta desecada, canela, anís estrellado, vainilla, cacao puro, coco rallado...

Y a que comamos comida de verdad, alimentos o bebidas sin azucarar ni edulcorar. Y también agrega la siguiente frase, la cual respaldo totalmente:

> Los edulcorantes sin azúcar no son factores dietéticos esenciales y carecen de valor nutricional. Las personas deberían reducir totalmente el dulzor de la dieta, desde una edad temprana, para mejorar su salud.
>
> OMS

Vale, toda esta teoría está muy bien, y seguro que estás de acuerdo con ella. Pero te entiendo. Luego viene la práctica. Y la realidad es que, si antes ibas por casa endulzando todo a lo loco, como Celia Cruz al grito de AZÚÚÚÚCAR, pues ahora a ver quién se toma ese café o ese yogur a palo seco, sin azúcar, ni edulcorante ni *ná*.

Que no cunda el pánico. Como siempre, la solución pasa por hacer las cosas de forma progresiva.

No puedes pasar directamente de ese yogur petado de azúcar que casi te lo tenías que tomar con cuchillo y tenedor, a ponerle un poquito de canela y ya. Tu paladar va a protestar inmediatamente, y va a llegar la desmotivación...

Tienes dos opciones:

Reducir el azúcar que añades a tus bebidas o alimentos de forma muy progresiva, para reencontrarte poco a poco con el sabor original del alimento.

Sustituirlo por edulcorantes y realizar esa misma reducción progresiva, para intentar acabar, en un futuro, prescindiendo de ambos.

En ambos casos, asumirás el cambio sin sufrimiento y de forma sostenible.

Cacao

Asociamos el chocolate con la tentación y el placer pecaminoso. Puede que incluso haya quien piense que todo el chocolate está desaconsejado. Pero, buenas noticias... ¡No es así!

Una cosa es el chocolate con leche, los bombones, etcétera, que llevan más azúcar que cacao. Y otra cosa es el chocolate negro, el cacao puro.

Este chocolate negro puede formar parte de tu compra habitual. El problema no es el cacao sino el azúcar añadido. Así que los verdaderos amantes del cacao están de suerte. ¡Es supersaludable!

Ahora bien, ¿cómo diferenciar unos cacaos de otros?

➤ **Tabletas de chocolate:** podemos encontrarlas de chocolate blanco, con leche y negro. El blanco no lleva pasta de cacao, está formado por manteca de cacao y azúcar, mucho, mucho, azúcar (la friolera de 60 %). A medida que el porcentaje de pasta de cacao aumenta, el porcentaje de azúcar y manteca de cacao disminuye.

Para escoger una buena tableta de chocolate, asegúrate que tiene más de un 80 % de cacao. No tienes que ir a mirar en tabla cuántos azúcares lleva, es suficiente con mirar el porcentaje de cacao. Cuanto más porcentaje, mejor.

Ah, y cuidado con el chocolate «sin azúcar». Le quitan azúcar, pero le añaden edulcorantes.

➤ **Cacao en polvo:** todos los días de mi infancia, y probablemente de la tuya, me recuerdo tomando el archiconocido cacao soluble «del África tropical». Y es una auténtica barbaridad. El problema es que hemos normalizado que los niños tomen cantidades de azúcar brutales. Tanto, que ni se les da opción a decidir si les gusta o no la leche sola. Si es que hasta existe «mi primer cacao soluble». Me da escalofríos.

Si para ti, adulto, estamos diciendo que el azúcar es perjudicial y está íntimamente asociado al desarrollo de enfermedades, imagínate para los niños, con su bajo peso y su alta vulnerabilidad.

Es el claro ejemplo del mundo al revés. Y tanto a la industria como a los gobiernos parece que se la repampinfla. Estamos creando sociedades enfermas, desde el primer sorbo del desayuno.

¿Por qué me indigno tanto? Pues porque todos estos sucedáneos que te he nombrado no son cacao con azúcar, sino azúcar con cacao. Estos polvitos contienen, ni más ni menos, que un 70 % de azúcar. Vale, ya sabías que llevaban azúcar, ¿pero tantoooo? Sí, tanto, tanto.

La alternativa saludable es el cacao puro 100 %. Y aquí volvemos al mismo problema. Si no eres un auténtico amante del sabor real del chocolate, y tienes por costumbre desayunar el mítico cacao soluble, comer chocolate con leche o hacerte bocadillos de crema de «avellanas y cacao», ya te digo yo que, de primeras, no vas a disfrutar el cacao puro. Son sabores totalmente distintos. Porque lo que tú sueles comer es azúcar «con cosas».

¿Cómo hacer para que te guste el cacao? Pues no hay más misterio: haciendo el cambio de forma progresiva. Cada mañana, mezcla dos cucharadas de cacao puro con tu dosis habitual de cacao soluble. Y ve cambiando poco a poco la proporción. Valora la velocidad con la que quieres ajustar la mezcla en función de tus niveles de satisfacción. La idea es que te acostumbres tan progresivamente al sabor real del cacao que casi no lo notes. ¡Que aquí no hemos venido a sufrir!

Con las tabletas de chocolate haríamos lo mismo: empieza por el 50 % de cacao y ve aumentando muy poco a poco el porcentaje cada vez que compres una tableta nueva. Es probable que tengas que mezclar marcas y/o supermercados. Pero, si en el fondo lo que te gusta es el cacao, acabarás disfrutando del 80 o el 90 % como un verdadero *gourmet* chocolatero...

Y ahora ya sabes que...

↓

La lactosa no es un ogro. No le hagas *ghosting* solo por seguir una moda. Si tienes síntomas digestivos, consulta a un médico especialista. Y si no, compra la leche que más te apetezca.

El yogur blanco natural es tu mejor opción. Tunéalo a tu gusto, y no te fíes de los 0 %. Lo único que los fabricantes dejan a cero, es su vergüenza.

Si no pone queso, no es queso. Y si pone queso, pero tiene más de cuatro ingredientes, igual te la están dando con queso.

Elige carne blanca y sostenible, o roja de pasto, y reduce al máximo su consumo. Evita la carne procesada, y dentro de ella, los fiambres (si es que hasta el nombre...).

Ni azúcar ni edulcorantes, ¡la vida es mucho más dulce de lo que crees!

Paso 7

Del súper al plato

Madre mía, hemos llegado del súper con las bolsas llenas de alimentos nutritivos y de opciones saludables. Y sí, vale, alguna mini *guarrindongada* ha caído. Pero comprada con conciencia y conocimiento, ¿eh?

Vale, Andrea, ¿y ahora qué? Pues ahora, te voy a enseñar a combinar estos alimentos en tus comidas. Y más adelante aprenderás también a organizar tu menú semanal, y un montón de trucos para no perder el tiempo en la cocina. ¿Qué te parece? ¿Empezamos?

¡Vamos allá!

7.1. CÓMO REPARTIR LOS ALIMENTOS EN TUS COMIDAS

Te voy a enseñar cómo repartir los alimentos en tus comidas para crear platos nutritivos y saciantes. ¡Y sin romperte la cabeza! Es muy fácil. Ya verás. Utilizaremos el Método del Plato, el cual te enseña a combinar los alimentos en la proporción correcta.

Y no te preocupes, porque es un método superflexible, que se adapta a ti, práctico y sencillo. ¿Qué más quieres?

No solo es importante escoger alimentos sanos sino también la proporción que comemos de cada grupo alimentario.

Los grupos alimentarios que has de combinar en tu plato

En el Paso 2 aprendimos una clasificación *facilonguis* de los alimentos basada en el grado de modificación de estos, ¿recuerdas? Es decir, según lo que el hombre les había metido mano o no. Estaban los frescos, los procesados y los ultraprocesados. Comprender la diferencia entre esos tres grandes grupos nos ha servido para la lectura de las etiquetas y para realizar una compra sana en el súper.

Pero ahora, para que pueda explicarte el Método del Plato, utilizaremos la típica clasificación basada en la composición del alimento. Y aquí diferenciamos tres grandes grupos: hidratos de carbono, grasas y proteínas. Y añadiremos un cuarto grupo, los vegetales. Y con estas cuatro piezas montaremos unos puzles en tu plato que ya verás... ¡Te darán ganas de enmarcarlos!

Comenzaremos repasando algunos datos de estos grupos alimentarios, y seguro que te descubriré algunas cosillas nuevas que te sorprenderán. Y después, te explicaré exactamente cómo debes combinarlos.

➤ **Los vegetales:** suelen ser los grandes olvidados en nuestras comidas, y eso que son los más imprescindibles. Nos creemos que comemos bien hasta que nos damos cuenta de que los vegetales no suelen superar el 25 % de nuestros platos. Y ya verás que deberían estar en mucha más proporción.

Los vegetales se componen de agua, fibra, vitaminas, minerales y en menor medida, hidratos de carbono. Son básicos para que nuestro cuerpo y nuestra mente funcionen bien. Para prevenir enfermedades. Para sentirnos bien por dentro y por fuera. ¿Cómo no van a tener un gran protagonismo en nuestros platos?

➤ **Las proteínas:** cumplen un montón de funciones en nuestro organismo. Son esenciales para mantener una buena masa muscular, para la salud de nuestros huesos, de nuestra piel, hormonas, enzimas... ¡incluso de nuestro intestino! Por ello, debemos tomarlas en todas las comidas. Como ya hemos dicho antes, es preferible que consumas proteína vegetal en forma de legumbres que animal en forma de carne. Tanto por tu salud como por la del planeta.

De hecho, si quieres eliminar por completo la proteína animal de tu dieta, puedes sustituirla perfectamente por proteína vegetal.

Y aquí viene otro mito que vamos a desmontar.

Las proteínas de la carne o del pescado son mejores que las vegetales. **FALSO**

Te explico. Entendemos como proteína completa aquella que contiene todos los aminoácidos esenciales (es decir, los que nuestro cuerpo no es capaz de sintetizar y, por lo tanto, necesitamos aportar mediante la alimentación).

Las proteínas de origen animal sí que contienen todos los aminoácidos esenciales. Sin embargo, en el caso de las legumbres, no todas son proteínas completas. Y de ahí viene el mito. Sin embargo, hay muchas formas de obtener esos aminoácidos «perdidos».

Para empezar, hay varias legumbres que sí son proteína completa. Es el caso de los garbanzos, la soja y sus derivados, algunos tipos de alubias, la quinoa, los pistachos o las semillas de chía. Cuando comes estas legumbres, aportas a tu cuerpo todos los aminoácidos esenciales, igual que cuando comes proteína animal. Y para esos días que has tomado otras de las legumbres «deficitarias», te cuento un truco muy simple. Ese día incluye en tu dieta algunos de los siguientes alimentos, y completarás los aminoácidos que te faltan: cereales integrales, semillas o frutos secos.

Este conjuro mágico para que los veganos obtengan cada día todos los aminoácidos esenciales, se llama complementariedad proteica. Y ya que estoy, te desmonto otro mito: no es necesario que los combines en la misma comida. Es decir, si en una comida te ha faltado algún aminoácido, no entres en pánico. La complementariedad funciona a lo largo del día.

A mis pacientes vegetarianos y veganos, para asegurarme de que tienen ese aporte completo de aminoácidos, les incluyo siempre en sus pautas diarias un puñado de frutos secos y una cucharada de semillas. Y *chim-pún*. Además, intento transmitirles tranquilidad. Si un día se olvidan las nueces, seguramente habrán tomado garbanzos, o habrán puesto semillas a su ensalada, o seguro que ha caído algo de cereal integral en forma de pan, pasta y arroz... De hecho, si tienen el Método del Plato Vegano bien asumido, y están en manos de un buen nutricionista, es casi imposible que entren en déficit de ningún nutriente.

El problema de aquellos que no están asesorados por un profesional es que cambian la proteína animal por hidrato de carbono (muchas veces refinado) o por «cosas» vegetales procesadas (como salchichas de tofu). Y que no se suplementan correctamente con vitamina B12.

Estos errores son muy comunes. Mi amiga Marta también empezó así. De hecho, la recuerdo comiendo básicamente cereales cuando estudiábamos la carrera en Barcelona. Teníamos el piso lleno de cajas, porque le encantaba escoger solo las virutas de chocolate negro, y cuando ya no quedaban abría otra nueva. La pobre se había metido al veganismo sin saber muy bien lo que hacía. Cuando ya me gradué y comencé con mis consultas, aproveché para explicarle cómo hay que hacer un Método del Plato Vegano y cómo adaptarlo a sus gustos, costumbres, pereza y falta de tiempo.

Ahora, aunque siga pescando las virutas de chocolate de las cajas de cereales (esa manía aún me provoca una cariñosa sonrisa), al menos estoy tranquila de que su proteína completa diaria está más que asegurada. ¡Besitos para ti, amiga!

Moraleja: si estás pensando en comenzar una alimentación vegetariana o vegana me parece estupendísimo. Pero, en primer lugar, haz una consulta de educación nutricional.

➤ **Los hidratos de carbono.** Llegamos a uno de los grupos alimentarios más controvertidos. Has oído de todo sobre los hidratos de carbono y ya no sabes qué pensar, ¿a que sí? Antes, en la famosa pirámide alimenticia, estaban en la base. Entendíamos por aquel entonces que comernos un «platazo» de pasta como plato único era una opción más que aceptable.

Ahora, con el tema de la hidratofobia, las dietas *keto* y demás, los pobres hidratos parece que sean el anticristo en persona. Y ni tanto ni tan calvo. Como siempre, esto va de tener la información correcta, de aplicar el sentido común, y de no complicarse la vida.

Los hidratos de carbono son la fuente de energía preferida por el organismo. Indispensables para llevar una dieta equilibrada. Solo hay que saber cuáles son los que debes preferir y tomar en cuenta varios factores para su consumo.

El grupo de hidratos de carbono más nutritivos son los complejos, es decir, los cereales (pasta, arroz, pan...) y los tubérculos. Y aquí van algunas recomendaciones:

Escoge sus versiones integrales.

La cantidad y frecuencia dependerá. Hay que personalizarlo para cada persona, dependiendo sobre todo del nivel de actividad física y de los objetivos marcados (pérdida de grasa, aumento de masa muscular...).

Si eres un deportista que quiere aumentar su musculatura, seguramente deberás añadirlos a cada comida y en mayor cantidad que una persona sedentaria que quiere disminuir su porcentaje de grasa corporal. Es lógico, cuantos más kilómetros hagas con tu coche, más gasolina te va a pedir.

Y hablando de la «gasolina» imprescindible para nuestro organismo, vamos a aprovechar para desmontar este mito:

Para bajar de peso hay que eliminar los hidratos. **FALSO.**

Numerosas dietas hiperproteicas han perpetuado este mito. Pero te contaré un secreto. Lo que consigues con eso es una rápida pérdida de peso, pero no a costa de grasa, sino de músculo y líquido. Sobre todo, si no van acompañadas de ejercicio de fuerza. Te disminuye el metabolismo y a la mínima que vuelves a comer con dos dedos de frente, recuperas todo el peso perdido o incluso más. Y ahí sí que lo recuperas a costa de grasa. Un disparate. Una barbaridad para el organismo.

Y ya que estamos desmontando mitos, aquí va otro par sobre los hidratos de carbono:

Los hidratos engordan por la noche. **FALSO.**

La creencia de que si tomamos hidratos por la noche engordan porque, al irnos a dormir, «no los quemamos» y por eso se transforman en grasa, es falsa. Lo importante es que la alimentación a lo largo del día no exceda nuestras necesidades en función a nuestra actividad física.

Mezclar proteínas con hidratos engorda. **FALSO.**

No engordan si se toman juntos. Este mito viene de dietas milagro muy famosas que se basan en separar o disociar los alimentos sin base científica alguna, más allá de torturar al paciente de aburrimiento. Nuestro organismo puede asimilar todos los macronutrientes en una misma toma sin problemas.

Es más, no solo se pueden mezclar proteínas con hidratos, ¡es que te animo a hacerlo! La comida va a ser más disfrutona y eso también es muyyyy importante.

En definitiva, ¿qué hay que hacer con los hidratos? Pues escoger mayormente sus versiones integrales y ajustar la ración a cuánto te muevas. Lógico y simple, ¿no?

➤ **Las grasas:** solo quiero recordarte que no toda la grasa es de mala calidad. De hecho, las grasas sanas son muy beneficiosas para tu salud, y por ello debes incluirlas en tu dieta: aceite de oliva virgen, aguacate, semillas, frutos secos, grasa del pescado azul... Estas grasas son antiinflamatorias y cardiosaludables. ¡*Pa* dentro sin miedo en tus platos!

Y ahora que ya tienes claros los cuatro grupos con los que vamos a montar el puzle de tus platos... ¡a jugar!

El Método del Plato

➤ **El Método del Plato o Plato de Harvard**, se trata de un guía práctica y muy intuitiva, conocida también coloquialmente como «dieta del plato» o «plato saludable». Esta orientación dietética se creó en 2011 en la Escuela de Salud Pública de la Universidad de Harvard.

Y consiste, básicamente, en dividir el plato de tus comidas principales de la siguiente manera (tal y como aparece en la ilustración), combinando los cuatro grupos alimentarios que acabamos de ver:

MÉTODO DEL PLATO

➤ ½ plato de VEGETALES. Verduras, hortalizas y ensaladas. Tanto crudas como cocinadas. Lo ideal sería que al menos una vez al día las comas en crudo, para mantener sus nutrientes.

➤ ¼ plato de PROTEÍNA. Huevos, pescados, mariscos, moluscos, carnes, aves, proteína vegetal, lácteos. ¡Recuerda: proteína sin procesar! En este grupo también están las legumbres, pero hay que tener en tcuenta que, además de proteína, aportan hidratos. Siempre me gusta decir en consulta que es «como comer arroz con pollo, pero mucho más sano».

➤ 1/4 plato HIDRATOS DE CARBONO. Tubérculos (patata, boniato, yuca, plátano macho). Y cereales integrales (arroz, quinoa, cebada, centeno, trigo, espelta). O derivados de estos poco procesados: pasta, pan, cereales del desayuno sin azúcar añadido...

Pero, recuerda: la teoría es flexible, y en la práctica no tienes que estar con una balanza o con un instrumento de medición preciso para cumplir el método en cada una de tus comidas. Lo que importa es el total del día. Y el sentido común.

Un truco fácil para calcular las proporciones, es que pongas en tu plato abundante verdura o ensalada, y que la proteína te ocupe como la palma de la mano.

El hidrato de carbono a modo orientativo iría como guarnición, en función de cuánto te muevas. Quizá en ocasiones deberá ser mayor y en otras puedas prescindir de él en alguna de tus comidas (por ejemplo, si has llevado un día muy sedentario o si ya lo has incluido entre horas).

Acompañaremos nuestros platos o tentempiés de grasas saludables como frutos secos (sin freír ni salar), aguacate y aceite de oliva virgen extra.

¿Y qué pasa si quiero comer solo verduras con pasta integral? Sin problema, entonces cena solo verduras con algo de proteína y listo. Recuerda: flexibilidad y sentido común. La idea es que juegues con las equivalencias y con el balance total diario.

Te dejo una tabla de ejemplos, para que veas algunas de estas equivalencias:

ES IGUAL DE VÁLIDO	
ESTO...	**QUE ESTO**
COMIDA: 50 % verdura + 25 % pasta integral + 25 % huevo.	COMIDA: 50 % verdura + 50 % pasta integral.
CENA: 50 % ensalada + 25 % patata + 25 % pescado.	CENA: 50 % ensalada + 50 % pescado.

Y como la legumbre contiene tanto hidrato de carbono como proteína...	
50 % vegetal + 50 % legumbre.	50 % vegetal + 25 % legumbre + 25 % huevo.
50 % vegetal + 50% legumbre.	50 % vegetal + 25 % legumbre + 25 % arroz integral.

Y a continuación, te dejo unos cuantos ejemplos de platos montados según el método (ya verás que te suenan deliciosos, divertidos y saciantes).

Verduras al horno con legumbre y arroz integral.

Ensalada con aguacate, quinoa y conserva de pescado.

Wok de verduras con pollo (o proteína vegetal) y pasta integral.

Ensalada con patata y huevos cocidos.

Gazpacho y legumbres con arroz integral.

Verduras al vapor con legumbre y huevo.

Verdura cocida, patata y huevos.

Fácil y rico, ¿verdad? Qué... ¿te animas? Pues ya puedes comenzar a aplicar el Método del Plato en tus siguientes comidas. Encontrarás muchos menús, consejos y ejemplos en mi *Newsletter* .

Postres y bebidas

Como postre, la elección prioritaria debe ser la fruta. Recuerda: debes tomarla entera, no en zumo. Aunque también puedes escoger el yogur natural. Sin embargo, tomar postre no es obligatorio, más bien es algo cultural. Solo hazlo si te gusta. La recomendación diaria de fruta es de mínimo tres piezas al día, pero también puedes tomarla entre horas o en el desayuno (lo veremos más tarde).

Y aprovecho para desmontarte otro mito:

La fruta después de las comidas
o por la noche engorda. **FALSO.**

La fruta tiene las mismas calorías a cualquier hora del día, y desde luego no «engorda» más por tomarla de postre. Es más, al mezclarla con otros alimentos, su carga glucémica disminuye. La fruta es, de hecho, el mejor postre que puedes elegir, mejor incluso que los lácteos, sobre todo si sueles tener el hierro bajo o anemia, porque los lácteos impiden que se absorba el hierro de los alimentos y la vitamina C de la fruta potencia su absorción.

¿Y si me sienta mal tomarla de postre? Si sufres de problemas digestivos, la fruta como postre puede empeorar tus síntomas debido a la cantidad de fructosa o sorbitol que contiene, lo que se suma a la que comes con las verduras. En esos casos, lo que hay que hacer es buscar y tratar la causa de ese malestar e hinchazón abdominal. En personas sanas, no pasa.

➤ **La bebida de elección prioritaria durante la comida debe ser el agua.** En la medida de lo posible, evita el alcohol. El alcohol es tóxico. Con lo que me gusta a mí la cerveza y el vino, te lo digo con todo el dolor de mi corazón, pero es que la cantidad de alcohol recomendable es cero. Aporta una cantidad ingente de calorías vacías, de esas que solo sirven para aumentar el porcentaje de grasa corporal (y mucho), sin aportar nada bueno. Por cierto, voy a desmontarte un supermito:

Una copita de vino en las comidas
es buena para el corazón. **FALSO.**

Ay, madre. La contradicción hecha mito. Vale, podemos aceptar como cierto que en el vino encontramos polifenoles que tienen efecto beneficioso. Pero no nos olvidemos que también contiene alcohol, el cual es tóxico y provoca efectos nocivos incluso en dosis pequeñas. Pero ¿tan malo es? Pues mira, es el primer factor de riesgo de mortalidad no natural.

Bébete esa copita de vino si quieres, pero al menos no lo hagas pensando que es bueno para tu salud. Ay, cuánto conflicto de intereses ha tenido que haber detrás de esta afirmación por parte de la sanidad. Cuánto.

Por cierto, ¿sabías que, en los arándanos, la uva roja, las nueces, el café, el té negro o el chocolate también están estos polifenoles? Pero, claro, promover el consumo de esos productos no da tanto dinero.

Y ya que hablamos de beber, vamos a desmontar otro mito (anda que no nos gusta esto por aquí)

Hay que beber 2 litros de agua al día. **FALSO.**

Cada persona y situación tiene unas necesidades distintas, que dependen de muchos factores como la temperatura ambiente, el tipo de trabajo, el sexo, la edad, la alimentación, etcétera.

Hay que beber cuando tenemos sed.

Pero aquí hay un problema, y es que la sed se reduce con la edad. Y, además, nos hemos acostumbrado a «pasar» de la sed. A ignorarla. Como me gusta decir en consulta: «La sed no duele». Y no siempre es fácil hacer una parada para hidratarse, cuando estás en el cole, en el trabajo... Total, que nos hemos convertido en *cracks* de posponer la sed.

Entonces ¿cómo lo hacemos? Un truco es que te acostumbres a fijarte en el color de tu orina cuando vayas al baño. Si es clarita, tu hidratación es correcta. Si no es así, bebe otro vaso de agua. *¡Apañao!*

Por último, tampoco te recomiendo los refrescos azucarados (incluidos los que recuerdan al té o los mal recomendados para deportistas) o zumos (aunque sean naturales), ya sabes por qué. Destina el consumo de estas bebidas a situaciones puntuales, y evita que formen parte de tu día a día.

¿Y qué bebo al salir fuera?

Pues si sales por ahí a divertirte, pídete lo que quieras, disfruta, sé feliz. De eso va también la alimentación consciente y flexible (que veremos en profundidad más adelante). De no sentir culpabilidad por las decisiones tomadas con conciencia en un contexto global. Eso ya lo tenemos claro. Pero, como también va de elegir libremente cuándo quieres tirar de las riendas, pues no está de más que te dé algunas ideas en esa línea. Para que ese día que salgas de risas con los colegas, pero quieras elegir opciones más saludables, las tengas.

Y, tranqui, que no te voy a decir que pidas agua. Aunque en pleno verano, en una terraza a media tarde, un agua con gas, hielo y limón bien fría puede ser la bomba. Pero, para otras ocasiones, aquí van algunas ideas más.

Puedes pedirte infusiones frías o calientes, zumo de tomate (preparado como un Bloody Mary sin alcohol entra genial a la hora del aperitivo), refrescos sin azúcar (menos recomendables, pero preferibles a los otros), y la cerveza sin alcohol. Sobre esta última dicen que cada vez van sacando marcas más ricas 0,0 %, incluso tostadas. Digo dicen, porque yo al ser celíaca estoy un poco limitadilla y no las he podido probar.

Últimamente, se ha puesto muy de moda la *Kombucha*, y hay varios bares que ya la ofrecen (además de supermercados, o la compra por internet). Es una bebida fermentada a base de té a la que se le atribuyen propiedades probióticas y múltiples beneficios para la salud intestinal y la salud en general, entre ellas: mejora la digestión y ayuda a nuestro sistema inmunológico. Digo «se le atribuyen», porque de momento no hay evidencia científica que demuestre esos beneficios. Lo que sí está demostrado es que puede contribuir a la erosión del esmalte dental. Y también contiene a veces una pequeña cantidad de alcohol que, aunque muy baja, podría resultar tóxica para embarazadas, menores y personas con patologías contraindicadas. Aún con todo esto, de momento la sigo sugiriendo como sustituto de refrescos, cerveza, vino o cualquier otro alcohol cuando sales a tomar algo.

¿Y las cantidades de los alimentos?

Nunca, nunca, nunca, en los doce años que llevo pasando consulta, he realizado menús estipulando cantidades o contando calorías. Ni siquiera recién salida de la carrera. Y eso que por entonces era lo más tradicional, no te creas. Pero, ya ves, siempre he sido una moderna.

Aunque si he seguido siempre esta filosofía, no ha sido tanto por ir de moderna como por empatía. En casa, desde pequeña, siempre he visto a mi padre probar varias dietas. Y si algo me partía el corazón, era verlo pasar hambre. Por eso, desde el principio, me negué a ver ese sufrimiento en mis pacientes. Ni en los alumnos de mis cursos. Madre mía, es que el hambre es lo peor que hay. Sería lo último. Me niego a que tú pases hambre.

Es más importante la calidad del alimento que escogemos que la cantidad que comamos de él. Salvo en situaciones puntuales, con que sepas la proporción que debes comer de cada uno de ellos, y midas las cantidades de forma aproximada y casera para facilitarte el proceso, es más que suficiente.

Siguiendo con el Método del Plato, por ejemplo, tan solo tienes que guiarte por el tamaño de este. Un plato principal suele tener un tamaño aproximado de unos 20-22 cm. Y ya sabes cómo debes dividirlo, así que guíate a ojo con las proporciones.

Si te lo quieres partir en dos platos, entonces utiliza un primer plato grande y llénalo a tope de verdura, y un segundo plato (15 cm aproximadamente) con la proteína y, opcionalmente, el hidrato de guarnición. También podría ser un cuenco pequeño con dos o tres cucharones.

Pero vamos, que nadie mejor que tú va a saber qué día vas a necesitar más cantidad de alimento porque, por ejemplo, has hecho más ejercicio. O qué día te será suficiente con menos. Dependerá, además, de otros muchos factores como la situación social (comida familiar, una hora de descanso en el trabajo...), la ingesta de alimentos saciantes (fibra, proteína, agua...), la palatabilidad de los alimentos (esos salados o esos dulces que te «obligan» a seguir comiendo), la regularidad de tus horarios (esos días de locos que comes cuando puedes), tu estado emocional, tu atención al acto de la comida (ay, esa cena delante de Netflix...), y otros muchos.

Por eso, en este libro, más que marcarte cantidades arbitrarias sin conocerte, vas a trabajar conmigo cada uno de estos aspectos. Te voy a enseñar a gestionar tus sensaciones de hambre y saciedad. A diferenciar entre el hambre real y el hambre emocional. A practicar una alimentación consciente, con atención plena. Para que tú, lectora, lector, seas quien lleve las riendas de tu alimentación. Y todo esto lo haremos sin imposiciones, practicando la flexibilidad, el sentido común y la ausencia de culpa.

¿Quieres conseguirlo? Pues sigue leyendo porque todo esto te lo cuento un poco más adelante.

7.2. ALGUNOS *TIPS* MUY PRÁCTICOS PARA ADAPTAR EL MÉTODO A TU DÍA A DÍA.

Vale, Andrea, ya sé montar un plato que parece un cuadro, ¡ni *Las Meninas* oye! Pero... ¿Y el desayuno? ¿Y qué pasa si quiero comer algo entre horas? ¿Y qué pasa con los hidratos y los famosos picos de glucosa? ¿Y si quiero probar el ayuno intermitente? ¿Y cómo adapto todo esto a un menú semanal?

Tranqui, en los siguientes apartados resolveremos todas estas dudas, y otras que seguramente ni se te han ocurrido.

Empezamos.

Pautas para el desayuno y para comer entre horas

Si eres de esas personas a las que les gusta desayunar, que se levantan muertas de hambre, «que no son personas» hasta que se toman un café, o que simplemente disfrutan de ese momento de calma antes de la locura diaria, te voy a dar algunas opciones para que ese desayuno sea delicioso y saludable. Pero, vamos, que también podrías no desayunar.

Uy, ya veo que te acaba de volar la cabeza con esto último que acabo de decir. Y sí, tal y como sospechas, se avecina echar por tierra otro mito.

El desayuno es la comida más importante del día, y no puedes saltártela. **FALSO.**

Pues no. Ni es la comida más importante, ni es obligatoria. De hecho, es mejor que no desayunes nada, que desayunes galletas, por ejemplo. O cualquier otro ultraprocesado. Cuando tu cuerpo está en ayuno después de toda la noche, sería mejor que lo rompieras a las 12 h con un plato de lentejas, que a las 8 h con unas tostadas de pan blanco y mermelada. Pero sobre el tema de alargar el ayuno, o el tan de moda «ayuno intermitente», ya hablaremos un poco más abajo.

Ahora vamos con las opciones para tu desayuno, aunque ya te adelanto que podrías comerte una merluza en papillote si te apeteciera, y a la hora que te apeteciera. Pero entiendo que, culturalmente, cuesta cambiar ese chip y que tu cerebro se resista a encontrar apetitoso algo así... Bueno, estas alternativas seguro que te suenan mucho más comunes.

Como bebida puedes tomar café, té, infusión, leche o bebida vegetal.

Acompañado de.... (elige una):

Pan integral con vegetales (por ejemplo tomate o rúcula), aceite de oliva virgen o aguacate o guacamole, queso, hummus, crema de fruto seco, huevo, atún, jamón ibérico u ocasionalmente jamón de pavo o de York.

Huevos revueltos o en tortilla con alguna de las opciones anteriores.

Yogur natural con fruta, frutos secos y canela.

Avena con leche o bebida vegetal, fruta y semillas.

Vamos ahora con las recomendaciones para comer entre horas. Pero antes, deberíamos delimitar cuántas son las comidas «oficiales» que supuestamente hay que hacer en el día. Y sí, lo has adivinado, mito al canto:

Hay que hacer cinco comidas al día. **FALSO.**

La recomendación de hacer cinco comidas al día está obsoleta. Y como por aquí nos va todo lo que sea moderno, la desterramos. No hay un número determinado de ingestas diarias que sea mejor que otro. Lo ideal es comer con hambre biológica o fisiológica (más tarde aprenderemos a diferenciarla de la emocional), atendiendo a nuestras señales de saciedad, con alimentos de calidad, variados y nutritivos.

Sí que es verdad que, como recomendación muy, muy genérica, por temas de salud gastro-intestinal y para evitar excesivos picos de glucemia, te diría que es preferible tres comidas a siete. Pero solo si te encaja, tanto en tu ritmo de vida, como en tus necesidades y tus sensaciones.

Sí que es verdad que, como recomendación muy, muy genérica, por temas de salud gastrointestinal y para evitar excesivos picos de glucemia, te diría que es preferible tres comidas a siete. Pero, por otro lado, comer más a menudo puede tener ventajas metabólicas. Mira, te confesaré algo, cada estudio científico dice una cosa, así que... ¡céntrate en ti! Y adopta la pauta que mejor te encaje, tanto en tu ritmo de vida, como en tus necesidades. Nadie te conoce mejor que tú. Y ya te he dicho muchas veces que lo último que quiero es que sufras o pases hambre.

Y entre esas comidas (las que sean, las ideales para ti), ¿qué puedes picar?

La mejor opción siempre va a ser la fruta entera. Y aquí aprovecho para desmontarte otro mito:

Algunas frutas como el plátano, las uvas o los higos engordan. **FALSO.**

Repite conmigo, lo que ya se va a convertir en nuestro «Coco-Mantra»: «Nunca tengas miedo a una fruta o a una verdura. Ten miedo a lo que tiene etiqueta, no a lo que sale del huerto. Las frutas son un alimento saludable, fuente de vitaminas, minerales y fibra. Y el aporte de kcal es muy similar entre las distintas variedades según las raciones habituales. (ej. un plátano vs. una manzana)».

Circula por ahí otro mito que dice que no se pueden mezclar distintas frutas. Ni caso. Ni fermentan, ni explotan, ni nada. Hazlo. Es más nutritivo. Y más divertido.

También puedes escoger como picoteo un yogur natural, frutos secos, queso, encurtidos, guacamole o hummus con palitos de zanahoria, pan integral con alguna de las opciones nombradas en el desayuno, etcétera. ¡O una lata de berberechos! Todas estas son opciones muy saludables.

Simplemente, intenta que tu elección cuadre lo mejor posible en el balance global de tu día según la proporción del Método del Plato. Y recuerda que, como toda guía alimentaria, este método es una recomendación muy orientativa que deberás adaptar a tu situación personal, incluso a tu día a día.

Los famosos picos de glucosa

Si antes te he explicado que no debíamos demonizar los hidratos de carbono complejos, ahora te voy a dar otra razón más para amarlos, y ya de paso, te explico el tema de los famosos picos de glucosa, de forma sencilla y sin líos.

Existen dos tipos de hidratos de carbono: los complejos (presentes en alimentos como legumbres, tubérculos y cereales integrales), y los simples (encontrados en zumos, refrescos, azúcares y harinas refinadas como galletas y pan).

Los hidratos de carbono complejos consisten en largas cadenas de glucosa unidas entre sí, que requieren un proceso más lento de metabolización. Como nuestro organismo tarda más en procesarlos, esto conlleva picos más bajos de glucosa en sangre, y eso va asociado a una mayor sensación de saciedad y reducción del apetito entre horas. Por otro lado, **los hidratos de carbono simples** se metabolizan rápidamente, y generan picos más altos de glucosa en sangre, por lo que hay menor sensación de saciedad y un aumento del apetito entre comidas.

Los alimentos del grupo de los hidratos de carbono complejos (arroz, patata, boniato, pasta, legumbres, etcétera) son ricos en un azúcar llamado **almidón**. Cuando nos los comemos recién cocinados, este azúcar se absorbe en el intestino delgado, pasa a la sangre y nos provoca un pico de glucosa y de insulina. Que será mucho mayor si el alimento es refinado (blanco), que si es integral.

Esto es totalmente normal. Si estás sano y, muy importante, si haces ejercicio, tus niveles de glucosa e insulina volverán a la normalidad a las dos o tres horas de la ingesta.

El problema viene cuando una persona tiene hiperglucemia crónica. Es decir, que la glucosa en sangre permanece elevada constantemente. Si la glucosa en ayunas es muy elevada o se eleva demasiado después de comer y no se normaliza hasta mucho tiempo después, eso sí indica que algo no funciona bien. Esto sí es problemático. El sedentarismo, el estrés y la mala alimentación empeoran la glucemia en sangre.

De cualquier manera, hay formas de regular estos picos de glucosa, y algunas ya te las he dicho: escoger siempre las versiones integrales y hacer ejercicio. Pero, además, aquí te dejo un supertruqui extra:

Si cocinas los alimentos ricos en almidón (arroz, patata, boniato, pasta, legumbres, etcétera), y los dejas enfriar durante al menos 12 h en la nevera, ese azúcar cambia su estructura y se transforma en **ALMIDÓN RESISTENTE.** Se llama así porque resiste a la digestión. No se absorbe en intestino delgado, no pasa a sangre (no eleva la glucosa), y llega intacto a colon. Allí, es fermentado por bacterias beneficiosas para nuestra salud, actuando como fibra prebiótica. Y encima, al actuar como fibra, aumenta el poder saciante del plato que te estás comiendo. Este truco también es beneficioso en procesos de reducción de peso y mejora de la composición corporal. Además, aumenta la resistencia a la insulina y reduce el colesterol. ¡Magia potagia! Y tranqui, no vas a tener que tomar la patata fría si no te apetece, ya que puedes recalentar el alimento.

Y ahora, ha llegado el momento de abrir ese melón que tenemos en la nevera, el del ayuno intermitente.

Ayuno intermitente: ¿Sí o no?

Depende de muchos factores. Ni es peligroso ni es la panacea ni la nueva dieta milagrosa para adelgazar ni un despropósito.

¿Cómo que no es milagroso, Andrea? ¿Pero tú has visto a Jennifer Aniston y Elsa Pataky? A ver, el ayuno intermitente ha cogido mucha fama últimamente gracias a estos famosos que lo hacen, y la prensa parece darnos a entender que están así de buenorros solo por hacerlo. Lo que no se cuenta es que, probablemente, también se pegan tres horas al día en el gimnasio. Con preparadores privados. Y con visitas a clínicas estéticas. Su cuerpo es su instrumento de trabajo, es normal que dediquen tiempo y dinero a cuidarlo. ¿Cuántas horas al día y tratamientos estéticos dedicamos tú y yo? Seguramente, muchas menos.

Pero dicho esto, y rebajando las expectativas milagrosas, a mi juicio hacer ayuno tiene mucho sentido.

Hasta hace unos 10.000 años solo comíamos en función de la disponibilidad de alimentos gracias a la caza o a las cosechas. Eso de tener hiperdisponiblidad de alimentos calóricos 24/7 es más moderno que la Barbie. Si pensamos en la evolución de nuestra especie, parece lógico que estemos «seleccionados genéticamente» para ayunar. Lo que seguro que no estamos seleccionados genéticamente es para estar picando cada 3 horas.

Pero también es cierto que eso de ayunar no es para todo el mundo. A veces, por una simple cuestión psicológica o emocional. Y desde luego, hay contraindicaciones, como algunas enfermedades y trastornos de la conducta alimentaria. También inconvenientes e incompatibilidades.

Antes de comenzarlo, es fundamental tener una base sólida de educación nutricional y haber mejorado tu relación con la comida. Lo cual habrás conseguido al acabar este libro así que, en ese aspecto, me quedo tranquila.

Pero lo más importante, es que debes saber PARA QUÉ quieres hacerlo (¿recuerdas la importancia de esta pregunta?) Si lo quieres hacer como dieta «milagro», ya te digo que no lo es.

La única evidencia que existe relacionada con la pérdida de peso en el ayuno intermitente es que, simplemente, al comer menos veces, ingieres menos kcal.

¡Vaya, qué sorpresa! ¡Resulta que comer menos adelgaza!

Pero ojo, si decides adelgazar así, hay que hacerlo con una buena estrategia. Si tu plan va a ser: no desayuno, al mediodía me como un platazo de pasta, meriendo un helado, y ceno temprano una *pizza*... voy a hacerte un *spoiler*. No te funcionará.

Además, pasar hambre no es para todo el mundo. Estar todo el rato pensando en cuántas horas faltan para que puedas comer te puede provocar ansiedad por la comida. Veo muchos de estos sufrimientos en consulta, y siempre les pregunto: ¿en serio vale la pena? ¿Seguro que es la mejor estrategia para ti?

Te aseguro que hay muchas otras maneras de perder peso, infinitamente más amables y respetuosas con tu bienestar emocional.

Pero, si lo que buscas son el resto de los beneficios que proporciona el ayuno intermitente (y ya te he adelantado que tiene bastantes), entonces insisto en que debes hacerlo con un buen asesoramiento. Si te interesa profundizar más sobre el tema, y descubrir todos los pros y contras de este método, las modalidades que existen, y cómo realizarlo, te recomiendo que veas este *webinar*.

En resumen, el ayuno intermitente no hay que demonizarlo, pero tampoco idealizarlo. Siempre debes individualizar este tipo de alimentación con tu dietista-nutricionista, quien te aconsejará si es adecuado para ti. Y, en caso de que desees implementarlo, te diseñará una pauta nutricional individualizada, completa, suficiente y atractiva.

7.3. CÓMO CONFECCIONAR TU MENÚ SEMANAL

Bueno, bueno, bueno... Esto ya empieza a coger forma, ¿eeeeh? Tienes tus herramientas de motivación bien abrillantadas, listas para salir al rescate ante cualquier situación, sabes realizar compras supersanas, y dominas el arte de combinar los alimentos en tu plato y de equilibrar tu alimentación a lo largo del día con flexilibidad, de forma sencilla y personalizada.

Ha llegado el momento de enseñarte a elaborar tu menú semanal con un montón de trucos prácticos que te harán la vida mucho más fácil.

Para ello, deberás seguir las siguientes pautas (pensadas para personas sanas que quieren mantener su composición corporal. Es una guía genérica):

Siempre un primer plato vegetal, con ensalada o verdura.

Para el segundo plato, guíate por estas frecuencias orientativas (recuerda que en la parte proteica debes tener en cuenta que cada alimento es rico en nutrientes distintos. Y que, por lo tanto, cada uno tiene una frecuencia de consumo. No será lo mismo comer carne roja, rica en grasas saturadas, que pescado azul, rico en omega 3).

Pescado azul: 2-3 veces a la semana.

Pescado blanco: 2 veces a la semana. Si quieres, puedes tomar 1 día a la semana marisco u otros productos del mar como calamares o sepia.

Huevos: 7-8 unidades medianas a la semana.

Carnes magras (cortes que no sean grasos): 3 días a la semana. 1 de ellos puede ser carne roja.

Legumbres: 3 veces a la semana.

La guarnición de hidratos de carbono, como ya sabes, debes individualizarla a tu nivel de actividad física, a lo que comes en el resto del día y a los objetivos que quieras conseguir.

Y para ponértelo todavía más fácil, te voy a dejar, a continuación, una plantilla semanal en formato de menú (apto para toda la familia y basado en personas sanas y activas). Así tendrás una estructura general que puedes seguir todas las semanas, cambiando solo las recetas. Comer rico y saludable no podrá ser más fácil.

Patrón para menú semanal:

Lunes

DESAYUNO: pan integral con aceite de oliva virgen o aguacate, tomate y un alimento proteico (conserva de pescado, queso...).
COMIDA: vegetales + carne blanca + tubérculo o cereal integral.
CENA: vegetales + huevos.

Martes

DESAYUNO: avena con leche o bebida vegetal, fruta y semillas.
COMIDA: vegetales + legumbre.
CENA: vegetales + pescado blanco o azul + tubérculo o cereal integral.

Miércoles

DESAYUNO: yogur natural con fruta y frutos secos.
COMIDA: vegetales + carne blanca + tubérculo o cereal integral.
CENA: vegetales + huevo + tubérculo o cereal integral.

Jueves

DESAYUNO: huevo con lácteo y alimento vegetal.
COMIDA: vegetales + pescado azul + tubérculo o cereal integral.
CENA: vegetales + carne blanca + tubérculo o cereal integral.

Viernes

DESAYUNO: pan integral con aceite de oliva virgen o aguacate, tomate y un alimento proteico (conserva de pescado, queso...).
COMIDA: vegetales + legumbre + lácteo.
CENA: vegetales + huevo + tubérculo o cereal integral.

Sábado

DESAYUNO: pan integral con aceite de oliva virgen o aguacate, tomate y alimento proteico (conserva de pescado, queso, jamón...).
COMIDA: vegetales + pescado azul.
CENA: vegetales + legumbre + tubérculo o cereal integral.

Domingo

DESAYUNO: yogur natural con fruta y frutos secos.
COMIDA: vegetales + marisco o pescado blanco + tubérculo o cereal integral.
CENA: vegetales + huevo + tubérculo o cereal integral.

«Andrea, ¿y la paella del domingo? ¿He de renunciar a ella para siempre?»

¡En absoluto! En esta plantilla solo te estoy dando ideas para todos los días de la semana, pero ni mucho menos tienes que tomarlo como algo rígido o restrictivo.

Obviamente, yo te recomiendo lo sano, pero también hay cabida para alimentos en los que solo busques placer, si así lo deseas. Y lo que pretendo es que puedas incluirlos con criterio, conciencia y sin culpa.

Al final, esto va de llevar un equilibrio a largo plazo, ¡no tienes por qué realizar el Método del Plato en cada comida! Quiero que lo veas más como una tendencia. Por un día que no lo cumplas, no vas a tener ningún déficit nutricional ni va a afectar a tu alimentación en su conjunto, ni a tus resultados, si es lo que te preocupa.

Recuerda, no busques la perfección, busca el progreso.

Ejemplo de menú chuli

Te dejo, a continuación, un menú semanal algo más detallado, que siguiendo la estructura anterior, puede darte ideas de platos muy sabrosos, divertidos y supersanotes. Y es que la alimentación sana no está reñida con la creatividad. Puedes convertir tu casa en un restaurante 5 estrellas, con recetas fáciles, rápidas y nutritivas.

Si quieres todavía más ideas de «recetas chulis», tengo un montón recogidas en mi *eBook* Recetario .

Lunes

DESAYUNO: pan integral con AOVE, tomate y atún.
COMIDA: pimiento, cebolla y berenjena al horno y pollo al horno con boniato al horno.
CENA: tortilla francesa (tipo crep) rellena de rúcula, tomate y aceitunas.

Martes

DESAYUNO: *porridge* de avena con kiwi y pipas de girasol.
COMIDA: ensalada de lentejas con lechuga, frambuesas, aguacate y vinagreta de menta.
CENA: tomate con albahaca y lubina al horno o a la plancha. Una rebanada de pan integral.

Miércoles

DESAYUNO: yogur natural con mango y almendras.
COMIDA: pasta integral con escalivada y huevo.
CENA: tomate con albahaca y pechuga de pollo a la plancha. Una rebanada de pan integral.

Jueves

DESAYUNO: huevos revueltos con queso y tomate.
COMIDA: verdura al vapor (al dente) con patata, guisantes y zanahoria y sardinas al horno.
CENA: calabacín al microondas relleno de pollo desmechado. Una rebanada de pan integral.

Viernes

DESAYUNO: pan integral con AOVE, tomate y jamón curado.
COMIDA: lechuga con cebolleta, queso fresco, pepinillos y legumbres guisadas con verduras.
CENA: salteado de calabacín, berenjena, cebolla y huevo poché. Una rebanada de pan integral.

Sábado

DESAYUNO: pan integral con tahini o crema de algún fruto seco y plátano laminado.
COMIDA: wok de verduras con salmón y salsa de soja.
CENA: gazpacho de sandía y paté de lentejas, curri y mostaza con una rebanada de pan integral.

Domingo

DESAYUNO: yogur natural con arándanos y nueces.
COMIDA: ensalada y arroz integral con langostinos, cúrcuma y jengibre.
CENA: ensalada de vegetales al gusto con aguacate y huevo a la plancha. Una rebanada de pan integral.

Y ahora ya sabes que...

↓

No solo es importante comer alimentos sanos, también la proporción en la que comemos cada grupo alimentario.

Los vegetales han de reinar en todos tus platos, cada día de la semana. ¡Larga vida al vegetal!

Puedes conseguir todos los aminoácidos esenciales a partir de proteína vegetal si sabes escoger el complemento perfecto. Un vegano bien informado, es un vegano sano.

Este libro es hidrato-*friendly*. No los abandones. Ellos no lo harían contigo.

El Método del Plato es una guía orientativa. No es necesario que lo hagas perfecto en todas las comidas. ¡Este libro es un *hater-perfection*!

Desayunar no es obligatorio. Ni comer un número determinado de veces. Lo único obligatorio es no pasar hambre.

Paso 8

No te compliques

Todo este paso está dedicado a proporcionarte herramientas y recursos para que tu cambio a una alimentación saludable sea AÚN más fácil de lo que ya te lo he venido poniendo. Y es que, lo último que quiero es que este viaje te complique la vida. Muy al contrario. ¡Va a ser más sencilla que antes! Porque absolutamente todo lo que has aprendido hasta ahora podrás adaptarlo a tus circunstancias.

Y para ello, para que en ningún momento sientas que «estás a dieta», te voy a enseñar a realizar intercambios entre alimentos. Vas a aprender a tener autonomía en tu alimentación, para que puedas adecuar cualquiera de las pautas anteriores a los imprevistos del día a día, y que tus hábitos se mantengan sanos y equilibrados sin esfuerzo. Además, te enseñaré un montón de trucos para ahorrar tiempo ¡y dinero! en la cocina. Y te daré ideas de menús de *Fast Food* saludable, de estos de abrir y listo que te salvan una cena. Vamos, que definitivamente, voy a dejarte sin excusas (si es que todavía te quedaba alguna).

¿Comenzamos?

8.1. COGE AUTONOMÍA (INTERCAMBIOS)

Como te he venido diciendo, esto no es una dieta estricta, no tienes que seguir a rajatabla mis ideas o indicaciones. De hecho, lo que quiero es que cojas autonomía para hacer todas las variaciones que necesites, y que puedas adaptar las comidas del día y tus menús semanales a tu ritmo y tus circunstancias.

Tan solo tienes que saber cómo. Cuando intercambias alimentos, debes tener en cuenta unos conceptos muy sencillos que te permitirán ser flexible y mantener el equilibrio. Conocerlas te dará esa seguridad que te hará sentir libre.

Es muy fácil: ¿recuerdas los cuatro grandes grupos de alimentos? Pues puedes intercambiar tranquilamente los alimentos de cada grupo entre sí. Esa es la regla principal. Si están en el mismo grupo, puedes intercambiarlos. Solo debes fijarte en las proporciones. Por lo tanto, se intercambian entre sí:

GRUPO DE LOS VEGETALES:

ENSALADAS.

HORTALIZAS.

VERDURAS.

GRUPO DE LOS HIDRATOS DE CARBONO:

PASTA integral.

PAN integral.

ARROZ integral.

COUS-COUS integral.

PATATA.

....

BONIATO.

....

MAÍZ.

....

AVENA.

....

ALIMENTOS MIXTOS (contienen mayormente Hidrato de Carbono pero también Proteína):

LEGUMBRES.

....

QUINOA.

....

GRUPO DE LAS PROTEÍNAS:

CARNES (carne roja: máximo 1 vez/semana).

....

PESCADOS (pescado azul recomendado 2-3 veces/semana).

....

MARISCO (máximo 1 vez/semana).

....

HUEVOS (puedes comer 1-2 huevos/día).

....

PROTEÍNA VEGETAL (tofu, *tempeh*, soja texturizada, heura...).

....

GRUPO DE LAS GRASAS:

ACEITE DE OLIVA VIRGEN EXTRA.

AGUACATE.

ACEITUNAS.

FRUTOS SECOS (también contienen proteína + HC).

SEMILLAS (también contienen proteína + HC).

No se trata de compensar, se trata de pensar

Si sabes a qué grupo alimento pertenece un alimento, sabes con qué otros puedes intercambiarlo. Y en general, esto también va de aplicar un poco el sentido común. Vamos a verlo un poco más claro con algunos ejemplos.

Imagínate que en tu menú semanal hoy te tocaba lo siguiente: *pimiento, cebolla y berenjena al horno y pollo al horno con boniato al horno*. Pero vas con prisas, y no te da tiempo de prepararlo. Necesitas hacer algo más rápido, o te apetece algo más fresquito. ¡No pasa nada! Puedes cambiar:

Los vegetales al horno por pepino.

El pollo al horno por pollo (o huevos) a la plancha.

Y el boniato al horno por una rebanada de pan integral.

O que se dé el caso de que no comas carne. Aunque la haya puesto en el menú general, puedes intercambiar perfectamente la carne por pescado, huevos o proteína vegetal.

Es una manera que recibas un correcto aporte de nutrientes, por ejemplo, que no hagas corto a de omega 3 o de hidratos de carbono. Por eso, lo que hacemos aquí es «pensar», no «compensar», no me gusta nada esa palabra. Evito en lo posible utilizarla, y me encantaría que la borraras de tu vocabulario, al menos en cuanto a la alimentación se refiere. ¿Por qué?

Según la *RAE*, *compensar* significa: «Dar algo o hacer un beneficio en resarcimiento del daño, perjuicio o disgusto que se ha causado». La misma palabra ya nos está diciendo que hemos hecho algo mal. Y que tenemos que hacer algo bien para revertir ese daño. Pero recuerda, no has hecho nada mal, ni, aunque lo cambies por cosas calóricas y que no te nutran. No hay alimentos malos ni alimentos prohibidos. La alimentación sana se valora EN SU CONJUNTO.

Y para conseguirla, lo único que debes hacer es tener claro tu objetivo, desactivar el piloto automático, y avanzar en tu proceso de cambio con plena conciencia. Es decir, pensando. Y, por supuesto, disfrutando.

Ejercicio: confecciona tu menú semanal

lunes

DESAYUNO: ______________________________

COMIDA: ______________________________

____

CENA: ______________________________

____

Martes

DESAYUNO: ______________________________

COMIDA: ______________________________

____

CENA: ______________________________

____

Miércoles

DESAYUNO: ______________________________

COMIDA: ______________________________

____

CENA: ______________________________

____

Jueves

DESAYUNO: ______________________________

COMIDA: ______________________________

____

CENA: ______________________________

____

Viernes

DESAYUNO: ______________________________
COMIDA: ______________________________
____
CENA: ______________________________
____

Sábado

DESAYUNO: ______________________________
COMIDA: ______________________________
____
CENA: ______________________________
____

Domingo

DESAYUNO: ______________________________
COMIDA: ______________________________
____
CENA: ______________________________
____

8.2. AHORRAR TIEMPO EN LA COCINA (Y DINERO)

Esta es una de las cosas que vas a agradecer en tu diario, ya te lo digo yo. «Gracias por haber aprendido a cocinar en dos horas para toda la semana, con menús sanos y apetitosos.» ¿A que sí? ¿A qué te mueres de ganas de escribir esta entrada?

Pues después de leer este capítulo podrás hacerlo, porque voy a enseñarte unos trucos infalibles para ahorrar tiempo en la compra, en la organización de tus menús y en la cocina. ¡Vamos allá!

1. En primer lugar, confecciona un menú patrón, adaptado a tus gustos, costumbres, horarios, etcétera. (Ya lo hemos hecho en el Paso 7, mira qué bien.)

2. Ahora planifica tu semana.

- Comprueba qué te queda en la nevera, para evitar desperdicios.
- Piensa qué alimentos están de temporada.
- Piensa qué recetas te apetece comer.
- Pasa esas recetas concretas a tu plantilla de menú (si has hecho el ejercicio anterior, ya tienes el de una semana).

3. Compra de forma eficiente.

- Apunta en tu lista de la compra qué alimentos te faltan para confeccionar esas recetas que has elegido para la semana.

➤ Ve a comprar todo de una vez. Sin hambre (importante, ya que el hambre nubla el juicio). Y evitando ultraprocesados, con todos los trucos que has aprendido en los temas anteriores.

4. Anticípate a los obstáculos. (Ej. ponte notas de qué día tienes que descongelar el pescado.)

5. Ahora que ya lo tienes todo planificado, comprado y almacenado en casa, si quieres ahorrar tiempo en la cocina, evitar imprevistos y asegurarte de que cumples el menú todos los días, aplica la técnica del *BATCH COOKING*. Con este método conseguirás cocinar todo tu menú de la semana laborable en tan solo dos horas.

La técnica del *BATCH COOKING*

¿Cuántas veces has dicho?: «Me gustaría comer mejor pero no tengo tiempo». Seguro que varias, ¿verdad? Pues yo voy a enseñarte ahora mismo una técnica casi milagrosa con la que podrás gestionar el tiempo en la cocina para que comer sano sea algo facilísimo en tu día a día.

Esta técnica llamada *Batch Cooking* consiste en planificar, organizar y cocinar toda la comida de la semana en bloque, de una sola vez. Es fácil comprender que si cocinas en bloque ahorras tiempo. No es lo mismo invertir dos horas seguidas cocinando para toda la semana, que tirarte media hora o una hora diaria en cocinar cada comida. Y, además, solo limpias la cocina esa vez, no cada día (no ensucia tanto calentar un túper). Pero, sobre todo, este método te garantiza comer sano, porque tienes la comida preparada, solo has de calentarla. Si llegas a casa con prisas o cansancio, acabarás comiendo cualquier *guarrindogada*. Pero ahora no hay excusas, porque te está esperando tu túper sano ya preparadito. ¡Se acabó preocuparte por el mítico: «¿Qué hago mañana?»! Tendrás más tiempo para ti. Y, encima, ahorras dinero. No tiras comida, porque lo tienes todo planificado. Y eres más sostenible energéticamente. No es lo mismo cocer seis huevos de una, que uno solo. ¿Me sigues el rollo?

Y aquí, déjame hacerte un inciso. No solo ahorras dinero con esta técnica concreta. Es que, simplemente por comer más sano (y hacerlo con coco), ¡ya lo estabas ahorrando! Si has comenzado a seguir todos mis consejos, ya te habrás dado cuenta: priorizar productos frescos frente a ultraprocesados, reducir la carne, comprar de proximidad y de temporada, planificar la compra en función a un menú programado y a los productos de tu despensa, aprovechar las sobras, ir al súper con una lista (¡y sin hambre!), preparar platos más nutritivos y saciantes (que reducirán tus cantidades y picoteos), cocinar en bloque, etc., etc.,... todo esto no solo son pautas de lo más efectivas para mejorar tu alimentación, ¡también tu bolsillo y el bienestar del medioambiente!

➤ Tipos de *Batch Cooking*: hay tantos tipos de *BC* como de personas y semanas en el mundo. Dependiendo de tu tiempo y tus recursos, puedes elegir la que mejor se adapte a tus necesidades del momento. Puedes elegir, por ejemplo, realizar un *Batch Cooking* completo, o solo de cenas, o bien dejar preparadas únicamente las comidas del mediodía... También puedes optar por cocinar en bloque aquellos platos que requieran mayor tiempo de elaboración (asados, guisos...) y dejar preparaciones más ligeras, como plancha y ensalada, para realizarlas al momento. ¡Siéntete libre de hacer tus propias combinaciones!

➤ **El hombre o la mujer orquesta:** ¿cómo se logra cocinar en dos horas para toda la semana? Usando varios electrodomésticos a la vez y aprovechando todo su espacio: horno, vitrocerámica o gas, microondas o, si los tienes, otros *gadgets* culinarios como robots de cocina o *airfryer*.

No hace falta que cocines para tooooodas las comidas. También puedes completar el menú semanal con algunos productos ya envasados para facilitar el cocinado. Y por supuesto, con los *fast food* «del huerto» (apañar un tomate o un pepino), eso se hace en un *plis* y no hace falta ni tener ganas.

➤ **Seguridad alimentaria:** una vez cocinado, hay que conservarlo correctamente para ir consumiéndolo con seguridad. Los alimentos duran, de media, unos tres o cuatro días en la nevera.

En tu menú, ten en cuenta el orden de los platos en función de su caducidad. Ubica los primeros días los alimentos más perecederos como arroz, pasta, pescado o huevos sin cáscara. Le seguirán las verduras, las carnes y las legumbres. En los últimos días puedes aprovechar para ubicar los huevos duros o esos productos envasados que nos van a aportar mayor seguridad alimentaria.

Calienta solo las raciones que vayas a consumir. No debemos recalentar la comida más de una vez porque, con cada ciclo de recalentamiento-enfriamiento, estaremos aumentando la carga bacteriana del alimento.

Si quieres que algún plato te aguante más días, por ejemplo, hasta el fin de semana, no te la juegues, congela.

➤ **El congelador es tu mejor aliado:** habrá semanas que no te apetezca hacer *BC*, o que llegues de viaje sin haber planificado la semana que entra. En esas ocasiones, te va a ir de perlas tener túpers preparados en el congelador. Así que, cada vez que te pongas a cocinar algo rico ¡Haz raciones de más y congela! Tu yo del futuro te lo agradecerá.

Eso sí, la mejor manera de descongelar un túper es pasarlo a la nevera la noche anterior. No descongeles nunca los alimentos fuera de la nevera. Si tienes poco tiempo, puedes usar el microondas o la técnica del baño María.

➤ **Tu primer *Batch Cooking***: una buena manera de realizar tu primer *Batch Cooking* podría ser preparar alimentos «base» que sean versátiles para poder mezclarlos y hacer combinaciones. Los tendríamos listos en la nevera como si fuese un bufé y a la hora de la comida tan solo tendrías que crear platos con ellos.

Si quieres profundizar en esta técnica, te regalo mi *eBook* de *Batch Cooking* . Solo tienes que descargarlo en este QR, y te convertirás en el Fernando Alonso de la cocina.

Menú *Fast Food* Saludable

Ya hemos hablado más veces del *Fast Food* saludable a lo largo del libro. Desde el principio te avisé que también podrías comer sano sin renunciar a esos botes de abrir y listo que te salvan de tantas situaciones (incluidas en las que te has olvidado de descongelar tu *Batch Cooking* del día, por ejemplo).

A continuación, voy a dejarte un menú semanal, todo *Fast Food*, con comidas y cenas sanas que podrás hacer en un periquete. Y con esos productos que ya sabes comprar en el súper.

Total, que entre la técnica *Batch Cooking* y estas ideas para emergencias... ¡Ya no te quedará ni una excusa para no comer sano!

COMIDAS

Verdura cocida con patata (coliflor, brócoli, patata y zanahoria) y pescado blanco al vapor con limón. Hay cazuelas que tienen un accesorio para cocinar al vapor. Mientras se está cociendo la verdura, puedes hacer el pescado en la parte de arriba de la misma cazuela. También puedes hacerlo en un pispás al microondas.

Bote de espinacas con garbanzos (los venden ya así) con huevo duro picado.

Crema de verduras o gazpacho (pueden ser envasados, ya sabes comprarlos) y pescado azul a la plancha. Pan integral.

Canónigos con rúcula (o cualquier brote verde), cebolla, una fruta troceada, tiras de pollo a la plancha y quinoa (pueden ser vasitos precocinados).

Gazpacho, pimientos en conserva y pescado azul a la plancha. Pan integral.

Tomate con pepino y queso fresco y brochetas de pavo a la plancha (con curri).

Lechugas variadas con bonito en aceite de oliva, aguacate, lentejas en conserva y arroz integral (pueden ser vasitos precocinados).

CENAS

Tortilla de alcachofas de lata. O de las verduras que sobran al mediodía. Pan integral.

Espárragos blancos (con vinagreta de pimiento y cebolla) y pulpo cocido con pimentón (ya lo venden cocido, solo tienes que calentarlo) y patata al microondas.

Crema de verduras (de bote) y revuelto de verdura congelada (ej. espinacas o ajetes tiernos con gambas).

Brócoli con patata al microondas (pueden ser sobras de mediodía) y sardinas de lata.

Tomate con cebolleta, queso fresco, pepinillos en vinagre, aceitunas y bonito (al natural).

Fajitas integrales rellenas de lechugas variadas (pueden ser de bolsa), aguacate, salmón ahumado (o las tiras de pollo sobrantes de mediodía) y huevo duro.

Escalivada (pimiento, berenjena y cebolla asados, puede ser en conserva) con huevo duro, bonito en aceite de oliva y aceitunas negras. Pan integral.

Y ahora ya sabes que...

↓

Hay muchas cosas que pueden complicarte la vida, comer sano NO es una de ellas.

Planificar tus menús semanales te ayudará a ahorrar tiempo y dinero.

Las pautas alimentarias son flexibles. No tienes que adaptarte a ellas, ellas se adaptan a ti (como tus *leggins*).

Puedes intercambiar alimentos en tus menús sin problema, solo fíjate en que sean parecidos. Entre grupos distintos sería como intercambiar a Mick Jagger con John Lennon. Como que no.

Llegar a casa después del trabajo y tener una cena sana y deliciosa esperándote, es posible. Y si ya no vives con tu mamá, también.

Paso 9

Cómete al monstruo

9.1. ¿QUIÉN MANDA AQUÍ?

Durante el interesante directo que mantuve con Anna Vicen Renner, *coach* motivacional, experta en *coaching* de parejas y autora del libro *La ambición amable*, estuvimos hablando de este maravilloso concepto inventado por ella. La ambición puede parecer algo controvertido que a veces se confunde con codicia o egoísmo, pero cuando es equilibrada y generosa, cuando es amable, se convierte en una energía casi mágica, respetuosa con tu entorno, que te ayuda a lograr tus objetivos y a mejorar en todas las áreas de tu vida.

Si estás leyendo este libro, es porque deseas comer más sano, sentirte mejor... ¡Y esa es tu ambición! Dilo en voz alta:

SOY AMBICIOSA,
SOY AMBICIOSO,

voy a conseguir lo
que me he propuesto,

yo soy quien manda
en mi alimentación.

Precisamente en el libro de Anna me encontré con esta inspiradora frase (entre otras muchas) que me cautivó:

Di SÍ a tu felicidad, avanza de forma amable y positiva hacia tu objetivo, y los NOS se apartarán de tu camino.

Significa que cuando te focalizas en un objetivo, teniendo claro QUÉ es lo que quieres, PARA QUÉ lo quieres, y CÓMO vas a conseguirlo, a partir de ese instante, los «sacrificios», las «restricciones», las «prohibiciones», todos esos NO que tanto miedo nos dan, pasan a segundo plano. Ya no los vemos como tales. Porque estamos focalizados en lo que SÍ queremos.

¿Te suena?

Si has ido cumpliendo todos los pasos de este libro, a estas alturas ya lo tienes más que claro, ya sabes lo que quieres y para qué lo quieres, y ya sientes que las riendas de tu alimentación están en tus manos.

Y también sabes que, a veces, la motivación baja, o que nos alejamos de nuestros objetivos por la razón que sea, pero tú lo tienes todo controlado. Si hasta tienes un extintor para casos de incendio...

Sin embargo, algunos incendios son tan repentinos y voraces que pueden cogerte por sorpresa. Incluso puedes descubrir que ninguno de tus trucos funciona. No me refiero a esa paella consensuada dentro de tu plan general, disfrutada sin culpa, y acompañada por un buen postre, ¡ole tú! Me refiero a esa «fuerza externa», brutal y salvaje, que a veces te posee y te provoca unas ganas locas de picar dulce, patatas fritas o lo que sea (lo que sea bien calórico y poco nutritivo, *obviously*). Luego se va, y te deja a ti con la culpa y la frustración. Y lo peor de todo, con el temor de no ser capaz de mantener tus buenos hábitos en el tiempo.

Mis admirados Yolanda Fleta y Jaime Giménez hablan de esa «fuerza» en el libro *Coaching Nutricional*. Ellos lo llaman el MONSTRUO DE LA GULA, y nos proponen eficaces herramientas para dominarlo, que, a continuación, te explicaré. Pero tú puedes llamarlo «El demonio de Tasmania», o «Triki», o como te apetezca. Lo importante es que le pierdas el miedo y sepas plantarle cara.

El «Monstruo de la Gula» puede aparecer por varias razones. A veces, viene por hambre emocional. O se te presenta a las 17 h, cuando solo has comido al mediodía una ensaladita y un yogur. Entonces, lo que tú tienes es hambre fisiológica, pero a esas horas no te apetece hacer una tortilla de calabacín. Y ni se te ocurre comerte la merluza que tienes en un túper en la nevera. Así que hay muchas probabilidades que arrambles con ese paquete de galletas que hay en tu cocina. O se te juntan las dos hambres, esto pasa a menudo. O, simplemente, las galletas acaban en tus manos porque es un antojo, porque a tu monstruo le encantan, ya que recuerda esos potenciadores del sabor y esos aditivos que les dan esa textura tan adictiva... y se le hace la boca agua.

Conocer todas esas hambres, saber diferenciarlas, y poseer herramientas para gestionarlas de la mejor manera, hará que poco a poco, aprendas a domar a ese monstruo feroz.

Tú llevas las riendas de tu alimentación

Desaprender aquellos hábitos que definen tu relación con la comida no siempre es fácil. En algunas ocasiones, esta relación puede ser más compleja que en otras, y en estos casos los nutricionistas debemos delegar el acompañamiento a nuestros compis psicólogos. Pero, en general, con un poco de práctica, es posible recuperar las riendas de su alimentación y alcanzar los objetivos marcados.

Para ello, es imprescindible que sepas diferenciar el hambre fisiológico, del hambre emocional, y el hambre emocional de los antojos. Y que sepas qué hacer cuando el «Monstruo de la Gula» aparece.

No te preocupes, porque en este paso te voy a proporcionar una «cajita de herramientas» que te permitirán conocerte a fondo y recuperar esa sensación de liderazgo tan maravillosa que te permite llevar las riendas en la medida justa, ni muy flojas, ni muy tirantes. *«¡Adelante, jinete!»*

9.2. Ay, el hambre emocional

Llevas toda la vida intentando reprimirla, eliminarla, suprimirla... Incluso avergonzándote de ella. ¿A que sí? Pues fíjate que voy a contarte dos cositas:

Lo que te pasa es normal, no lo veas como algo negativo.

No la vas a suprimir.

No podemos suprimir el hambre emocional, y no pasa absolutamente nada.

En lugar de intentar reprimirla, lo que haremos será aprender a regularla. ¿Cómo? Pues en primer lugar debes entender qué está pasando en tu mente cuando aparece el «Monstruo»;

es decir, tienes que conocerte bien a fondo para distinguir exactamente qué tipo de hambre estás sintiendo y por qué.

Hace poco tuve una interesante charla en mi cuenta de Instagram con Cristina Andrades, psicóloga referente en este tema y autora de libros como *Psiconutrición* o *Cuida de ti*.

Nos comentaba Cristina que el hambre emocional ha sido considerada hasta hace muy poco como algo negativo: sentir este tipo de hambre se relacionaba con la falta de recursos o habilidades para reprimirla, y, por lo tanto, afectaba negativamente a la relación de las personas con la comida.

Por suerte, hemos avanzado en esa visión, y ahora, lejos de estigmatizarla, comprendemos que es un tipo de hambre que todos podemos experimentar, y que simplemente el saber identificarla ya nos ayudará a tomar decisiones más conscientes y saludables a nivel alimentario. No va de suprimirla, va de comprenderla.

La relación entre las emociones y la alimentación es compleja, y hunde sus raíces en el placer asociado a la comida desde la infancia. Las conexiones emocionales con la comida están influidas por nuestras experiencias vitales y por patrones culturales. Por eso, porque cada uno somos un mundo, y porque ese tipo de hambre es totalmente natural, debemos evitar la rigidez en nuestro patrón alimentario, huir del control férreo de las dietas estrictas, y reconectar de nuevo con las sensaciones que nos despiertan los sabores y los estímulos alimentarios.

Tipos de hambre

➤ **Hambre fisiológica:** puede ser satisfecha con cualquier alimento. Una vez saciada, dejas de comer. No provoca sentimiento de culpa. Buscas llenar el estómago. Comúnmente es la llamada hambre «real», aunque esta definición me crea sentimientos encontrados. Se entiende que nos referimos al hambre estomacal. Pero, al fin y al cabo, todas las hambres son «reales», al menos, cuando las estamos sintiendo, ¿no crees?

➤ **Hambre emocional:** responde a emociones, pensamientos o estados de ánimo. Tiende a ser un antojo específico. Comes más cantidad de la que necesitas para saciarte, «hasta que se acaba el paquete». Viene acompañada de culpa. Buscas «llenar» otros vacíos que no son el del estómago, mitigar algún pensamiento o emoción. La pregunta es ¿qué estoy intentando llenar o mitigar? Y ojo, que no solo pasa con emociones negativas, (lo veremos más adelante).

➤ **Antojos:** te apetece un alimento específico en un determinado momento. Son antojos puntuales. Suelen responder a otros tipos de hambre: visual (porque lo has visto en un anuncio), olfativa (porque has pasado por delante de un asador) o incluso auditiva (a ver quién se resiste al sonido crujiente de unas patatas fritas).

Y a veces, como nos cuentan Evelyn Tribole y Elyse Resch en su maravilla de libro *Nutrición Intuitiva*, comerás por **hambre de sabor**, es decir, porque algo tiene buena pinta o porque la ocasión lo requiere.

Hay muchísimos tipos de hambre y todas, absolutamente todas, están bien.

Muchas veces, como te he comentado antes, estas hambres van a coexistir entre ellas. Están interconectadas, y por ello, no hay que entenderlas por separado. Escucharte con atención, y comprender qué hambres están interactuando dentro de ti, es fundamental para decidir qué quieres comer y cuándo (y que no lo decida el «Monstruo»).

Por ejemplo, imagínate que has tenido un día duro en la oficina y solo has podido comer un sándwich de esos de la máquina, deprisa y de pie. Son las 20.30 h de la tarde. Has trabajado dos horas extras que nadie te va pagar. Sales del trabajo con hambre, cabreo, y un cansancio monumental. Vas por la calle pensando que no tienes nada preparado en casa, y te apetece un churro ponerte a cocinar. Pasas por un *burguer*. Lo hueles. Pues a tomar por saco. Me lo zampo.

En este ejemplo, como ves, coexisten los tres tipos de hambre: el hambre por haber comido poco, el hambre emocional por el cabreo y el cansancio, y el antojo específico por haber olido algo calórico. A ver quién era el guapo o la guapa que se resistía...

¡No te culpes!

Lo primero que debes hacer es dejar de culparte porque te apetezcan *guarrindongadas*. Es absolutamente normal. Sentimos placer al comer alimentos ricos en azúcares y grasas. El cerebro libera neurotransmisores que desempeñan un papel fundamental en esta experiencia placentera debido a una combinación de factores biológicos, psicológicos y evolutivos.

Sí, has leído bien, evolutivos. Estoy hablando de la «Recompensa Evolutiva». Nuestros antepasados dependían de la obtención de suficientes calorías para sobrevivir. Los alimentos ricos en azúcares y grasas eran relativamente escasos en la naturaleza, por lo que desarrollaron una preferencia natural por estos alimentos como una estrategia de supervivencia. Esto está arraigado en nuestro sistema biológico. Así que...

¡No te culpes! El deseo que sientes por la comida es real, tiene una explicación fisiológica y se hace evidente en las conexiones neuronales de tu cerebro.

La liberación de dopamina es el neurotransmisor central en el proceso de recompensa evolutiva que nos impulsa a preferir alimentos ricos en azúcares y grasas. Sin embargo, es importante destacar que otros neurotransmisores y sistemas neurológicos también están involucrados en este proceso, como la serotonina, las endorfinas y los opioides endógenos.

Qué paradójico, ¿verdad? El azúcar y las grasas han hecho perpetuar la especie y fíjate ahora, tan relacionados con enfermedades...

Pero bueno, al lío. Cuando comes un alimento rico en grasas y azúcares experimentas una intensa sensación de placer a causa de la liberación de una serie de neurotransmisores, dopamina y endorfinas en el cerebro. Mientras lo comes «te olvidas» de la emoción o estado de ánimo que buscabas mitigar. Tu cerebro te va a pedir ese placer. Ya sabes que le encanta el placer en todos los aspectos de nuestra vida. Si unimos este placer a la explicación de la recompensa evolutiva, está más que justificado que siempre nos apetezca comer cosas más calóricas.

El problema es que, en muchas ocasiones, cuando acabas de comerlo, ese placer se desvanece, reaparece la emoción con la que intentabas lidiar, y, además, acompañada de la «mochila de la culpa». Y la «bola» aún se hace más grande.

Ese día en el que te has comido una *burguer* al salir del trabajo, después de devorarlo en muy poco tiempo, vas a seguir con agotamiento y enfado, y encima ahora te vas a sentir culpable por no haber tomado tú la decisión de forma consciente. ¡Si tú habías empezado el día con el fuerte propósito de comer sanote!

Te has dejado llevar por una «fuerza externa» que a veces se apodera de ti y no sabes gestionar.

Conócete

La solución pasa por el autoconocimiento. Lo que pretendo es que llegues a ese punto en el que seas tú quien toma las decisiones, siendo consciente, y consecuente con tus objetivos alimentarios. Quiero que entiendas tu hambre emocional, que la reconozcas, que la aceptes y te la permitas, sin culpa ni frustración, pero siempre desde la responsabilidad a tu autocuidado.

Busco que decidas tú, y solo tú, cuándo quieres comerte esa *burguer*, y que la disfrutes con atención plena. Y que decidas cuándo vas a buscar otras maneras de distraer a esa emoción, pensamiento o estado de ánimo.

Quiero ayudarte a tomar conciencia de los momentos en los que sí tienes el poder sobre lo que comes y de los momentos en los que no lo tienes. Esos en los que el «Monstruo» se apodera de ti y ni te enteras.

Cuanta más información tengas sobre ti, sobre los factores que te incitan a comer de forma ansiosa, mayor probabilidad habrá de que no dejes que te influyan, y que mantengas el poder sobre tus decisiones.

Cambiar tu relación con la comida es posible, si comprendes las cuestiones que influyen en tu manera de comer.

A continuación, voy a compartir contigo el testimonio de una paciente muy querida, que espero que sea tan motivador e inspirador como lo fue para mí su maravilloso progreso:

Conocí a Andrea a través de las redes, en un momento de mi vida en el que necesitaba un cambio general. Con la pandemia y el confinamiento me llegó el momento de afrontar mi relación con la comida, algo que llevaba aplazando y que me incomodaba.

El hambre emocional nos acompaña a muchas personas, y la gestión de estas emociones nos hace, en muchos casos, establecer relaciones poco saludables con la alimentación,

y con la aceptación de nuestro cuerpo. Un círculo vicioso del que es muy difícil salir.
Con Andrea he aprendido muchísimas cosas, pero, sobre todo, me ha ayudado a establecer nuevos enlaces, puentes mentales que me ayudan en mi día a día.
Cuando has vivido a dieta la mayor parte de tu vida, necesitas un revulsivo, alguien que te dé las respuestas que necesitas a las preguntas que no paran de aparecer en tu cabeza. Salir de las dietas milagro, de los efectos yoyó.... Del rechazo a ti misma....
¿Sabéis? ¡Con Andrea no tengo miedo a las sesiones con la nutricionista! ¡Perdimos 30 kg! Y hablo en plural porque siempre hemos sido un equipo.
Andrea me ha acompañado en uno de los momentos más importantes de mi vida: el que decidí quererme y cuidarme. No puedo imaginar a nadie mejor.

Gracias Andrea.
Testimonio de Belén Hidalgo

Ejercicio: el «Monstruo de la Gula»

Antes de seguir, quiero puntualizar que todas las recomendaciones de este paso y del siguiente ejercicio están dirigidas a situaciones comunes, *a priori* no relacionadas con problemas emocionales más profundos. Si crees que siempre acabas recurriendo a la comida porque padeces otros problemas de fondo que no sabes gestionar, mi recomendación siempre es pedir ayuda psicológica.

Como ves a continuación, este maravilloso ejercicio trata de que contestes a las siguientes preguntas.

¿Qué cosas hacen que el monstruo se haga **grande**?
¿Qué cosas hacen que el monstruo se haga **pequeño**?

Y para que lo entiendas mejor, te voy a poner el ejemplo de María, participante de *Come con Coco*, que anotó las siguientes respuestas en su ejercicio.

COSAS QUE HACEN QUE EL «MONSTRUO DE LA GULA» DE MARÍA SE HAGA GRANDE:

Exceso de trabajo.
Domingos por la tarde.
Sofá y Netflix.
Discusiones de pareja.

COSAS QUE HACEN QUE EL «MONSTRUO DE LA GULA» DE MARÍA SE HAGA PEQUEÑO:

Yoga.
Meditación.
Ejercicio físico.
Estar entretenida.

¿Qué hacemos ahora con estas respuestas? Como hemos dicho, vamos a aprender a gestionar las emociones que hacen que el «Monstruo de la Gula» se haga grande y a potenciar aquellos factores que hacen que el monstruo se haga pequeño.

Empezaremos tomando las circunstancias que lo «desatan». Lo primero, es reconocer cuál es la emoción que esa situación me provoca, y después, vamos a buscar otra forma de «distraer» al cerebro de esa emoción, que no sea comer. Es decir, buscaremos un antídoto distinto a la comida para aliviar esa emoción.

En el ejercicio de María, buscamos juntas actividades que fueran superplacenteras para ella, y que pudieran distraer a su cerebro poderosamente. Fíjate:

SITUACIÓN	EMOCIÓN	ANTÍDOTO
Exceso de trabajo.	Estrés.	Llamar a una amiga vitamina que hace tiempo que no ve.
Domingo por la tarde.	Aburrimiento.	Listado de acciones divertidas (ir a ver una exposición, ir de excursión, al cine, en bici, a patinar, juegos de mesa con amigos, etcétera).
Sofá y Netflix. (Quizá uno de los lugares favoritos del «Monstruo», jaja.)	Aburrimiento.	Buscar otra forma de ocio en casa: leer, pintar, juegos de mesa en familia, hacer puzles...
Discusiones de pareja.	Enfado/tristeza/frustración.	Llamar a una de esas amigas vitamina, darse un superbaño de espuma, salir de casa a dar una vuelta escuchando su música favorita.

Para dominar al «Monstruo de la Gula» hay que determinar la situaciones de riesgo donde aparece, reconocer la emoción que provoca cada una de ellas, y buscar un antídoto diferente a la comida para gestionar esa emoción.

¿Son milagrosos estos antídotos? ¿Funcionarán a la primera? No. Se trata de ir probando, poco a poco, sin juzgar. A través de la práctica, irás mejorando esas situaciones y conseguirás progresivamente que tu relación con la comida mejore también. Y si todo esto no funciona, no dudes en buscar todo el asesoramiento profesional que necesites. Psicólogos, terapeutas... para eso están, para ayudarnos a estar mejor. Y lo hacen francamente bien.

No he fracasado. Simplemente he encontrado
mil maneras en las que esto no funciona.

Thomas Edison

Todos tenemos hambre emocional, hasta la nutricionista que te está escribiendo este libro, por supuesto. Mi talón de Aquiles, como habrás podido comprobar por los ejemplos que te pongo, son las patatas fritas de bolsa. Siempre que tengo algún problema, o estoy cansada o estoy eufórica ¿qué me apetece? Patatas fritas. Las comería también por hambre real, a cualquier hora del día. Y por supuesto responden a mis antojos. Mi amiga Natalia, que me ha visto incluso desayunar patatas campesinas en un *camping*, lo va a constatar cuando lea estas líneas.

No pasa nada. Aunque como nutricionista me sé todas las herramientas para gestionar el hambre emocional, o los antojos, en ocasiones puntuales también me permito ceder. Y me lo permito desde mi posición de «jefa de mi alimentación». Y ahí, a esa posición, es a donde quiero que tú llegues.

Siguiendo con el ejercicio, vamos a ver ahora qué podemos hacer con las cosas que hacen al «Monstruo» más pequeño. Aquellas que lo debilitan. Obviamente, lo lógico es potenciarlas, pensar de qué forma las podemos incluir en nuestra rutina del día a día.

Al convertir en un hábito las cosas que hacen pequeño al «Monstruo de la Gula», estas actúan como un preventivo. Harán que el monstruo esté más calmadito, adormilado... Y que no nos dé tanto la lata.

En el ejemplo de María, hicimos un **PLAN DE ACCIÓN** para convertir en hábitos aquellos antídotos que de forma puntual ya había comprobado su eficacia contra el monstruo:

YOGA — Se apuntó a yoga dos días a la semana.

MEDITACIÓN — Le sugerí una aplicación que me encanta. La probó, y ahora, gracias a ella, medita cinco minutos todos los días.

ESTAR ENTRETENIDA - Le propuse a María programar en su agenda los antídotos que habíamos desarrollado en la tabla anterior:

Si se avecina un día duro de trabajo (lleno de reuniones que ya se anticipan horribles) quedar previamente con la amiga «vitamina» a la salida. Esas risas van a traer mucha más felicidad que la tableta de chocolate.

La semana que está siendo más estresada de lo normal, planear y reservar algunos huecos para un buen baño de espuma.

Todos los domingos por la tarde agendar una actividad agradable: quedar con amigos para un torneo de juegos de mesa, una excursión a la montaña, etcétera.

EJERCICIO FÍSICO — Se ha apuntado a zumba... ¡y ahora no hay quien la pare!

Ha llegado el momento de centrarnos en ti. La siguiente tabla es para que tú la rellenes. Y quiero que lo hagas escuchándote, mimándote, sin juzgarte. Encuentra esos disparadores, esas emociones que quieres mitigar, descubre cuándo aparecen, busca maneras de distraer a tu cerebro de ellas.

Piensa también en esas actividades que te dan tanto placer que ni te acuerdas del hambre, ni siquiera del «real». Por ejemplo, ¿eres de esas personas (o conoces a alguien) que si está leyendo un buen libro se abstrae por completo? Busca lo que te haga sentir así. Conócete, y ponte al mando.

COSAS QUE HACE QUE TU «MONSTRUO» SE HAGA GRANDE

COSAS QUE HACEN QUE TU «MONSTRUO» SE HAGA PEQUEÑO

SITUACIÓN	EMOCIÓN	ANTÍDOTO

Una vez que hayas cumplimentado este ejercicio, comprueba que tanto los antídotos como esas acciones que vamos a convertir en un hábito funcionan. Hasta te recomiendo estar una semana sin continuar con el libro, centrándote en practicar estas herramientas con las que recuperarás las riendas de tu alimentación.

Y recuerda, todas aquellas que funcionen, derechitas a tu **PLAN DE ACCIÓN.** **ve a la página 82.**

9.3. AY, EL EJERCICIO FÍSICO

Si todo el mundo canta sus alabanzas, será por algo, ¿no? El ejercicio físico es la píldora mágica que sirve para casi todo: para rebajar el estrés y la ansiedad, para estar de mejor humor, para tener más energía, para sentirse mejor... Y ya has visto que también ha sido uno de los antídotos de María para mantener al «Monstruo de la Gula» calmadito.

¿Te cuento un secreto? Puede serlo también para ti, y para todos. El ejercicio físico mejora nuestra salud y también nuestra relación con la comida. No me lo invento, es evidencia científica.

Pero Andrea, «¿el ejercicio no me aumentará las ganas de comer?». Pues mira, a la larga, resulta que, todo lo contrario.

Hay estudios que demuestran que cuando haces ejercicio, te apetece comer más saludable y menos cantidad. Mientras que el sedentarismo y el estrés inducen a la apetencia de la comida basura, dulces, etcétera.

Uno de los mecanismos detrás de este fenómeno es que el ejercicio aumenta la sensibilidad a las señales de saciedad y reduce la preferencia por alimentos altos en calorías vacías, como los alimentos procesados y los dulces.

Además... ¿recuerdas aquellos neurotransmisores que se liberan al comer cosas calóricas y que nos dan esa sensación de placer? La dopamina, principalmente, y las endorfinas. ¿Adivinas qué neurotransmisores se liberan al hacer ejercicio? ¡Los mismos!

La actividad física practicada de forma regular está asociada a la prevención y tratamiento de la mayor parte de las enfermedades crónicas, además, tiene efectos beneficiosos en la salud mental, la calidad del sueño, el desempeño cognitivo y mejora la capacidad funcional en el adulto mayor. Por tanto, la actividad física debería formar parte de las recomendaciones de cualquier profesional de salud, y ser parte de tu vida.

¿Pero cuánto ejercicio debo hacer? Las guías de actividad física del ACSM (Colegio Americano de Medicina del Deporte) y la AHA (American Heart Association) para la promoción de la salud recomiendan al menos 150 minutos por semana, o 75 minutos si la actividad es vigorosa, e incluir como mínimo dos días de ejercicios de fuerza muscular. Además, es muy importante reducir al máximo los comportamientos sedentarios y moverse siempre que sea posible. Aumentar la actividad física trae beneficios a cualquier edad y en cualquier condición clínica.

Y añadiría un consejo personal: haz el que más te guste. Es la única manera de que lo mantengas en el tiempo. Lo que hace al ejercicio saludable, es precisamente que se practique de forma regular. No podrás convertirlo en un hábito si te resulta un sacrificio insalvable.

Por ello, lo más importante es que no percibas el ejercicio como una tarea o como una obligación. Uf, hoy «toca» ir al gimnasio... No toca. Lo has decidido tú. Encuentra una actividad con la que realmente disfrutes, que te haga conectar con tu cuerpo, que te haga sentir poder y te llene de energía. El objetivo no debe ser quemar calorías o ganar músculo. Esas son las consecuencias. El objetivo es tu bienestar. Ese es tu objetivo final.

Y ahora ya sabes que...

↓

El «Monstruo de la Gula» se esconde detrás de tu tele o debajo tu sofá. Y en cuanto enciendes Netflix... ¡ataca!

Disfrutar las *guarrindogadas* es normal. ¡Lo raro sería no hacerlo!

El hambre emocional no es algo que tengas que «vencer». Solo tienes que saber comprenderla.

Descubre cuál es la kriptonita que debilita a tu «Monstruo»... ¡y dale caña con ella!

El mejor ejercicio es aquel que te apetezca hacer. Sí, bueno... ese que estás pensando también podría contar 💋

Paso 10

Escúchate

Las personas nos pasamos la vida quejándonos de que nadie nos escucha, y las primeras en ignorarnos somos nosotras mismas. Ni nos escuchamos ni nos observamos ni estamos en el presente ni nos enteramos la mayor parte de las veces de lo que estamos haciendo. Y eso, cuando lo trasladamos a la alimentación, es el escenario perfecto para que el «Monstruo de la Gula», el hambre emocional, los antojos, y toda la pesca, hagan estragos con nuestros buenos propósitos. ¿Cómo vamos a gestionarlos, si ni siquiera los vemos venir?

Es como si hubieras organizado ese viaje del que hablamos desde el principio con todo el cuidado del mundo, te hubieras marcado el destino más poderoso, lo hubieras programado en tu superGPS, estudiado todas las rutas que querías hacer, cargado con todos los bártulos necesarios... Y a la hora de la verdad, no lo disfrutaras por no escuchar tus deseos, tus sentimientos, y ser demasiado inflexible con lo programado (por ejemplo, empeñarte en ver todos los monumentos de la ciudad ese día que no podías con tu alma).

En este último paso voy a darte todas las herramientas necesarias para que vivas y disfrutes cada segundo de tu viaje de forma totalmente consciente, con la flexibilidad que te dará el saber escucharte, pero también con la responsabilidad necesaria para que sea una aventura feliz y segura. Porque esa es la única forma de que llegues a tu destino con éxito, y, además, tengas clarísimo que es ahí donde te quieres quedar a vivir.

10.1. ALIMENTACIÓN CONSCIENTE

Vamos a comenzar con uno de esos ejercicios de imaginación que tanto nos gustan. Imagínate que has quedado el domingo con tus amigos para ver un partido de fútbol por la tarde. La final del mundial, nada menos. Si no te gusta el fútbol, lo puedes cambiar por el final de vuestra serie favorita. Lo que quiero es que sea un programa capaz de captar el cien por cien de tu atención.

Ya habéis decidido que pediréis unas *pizzas*, y es un plan que te apetece muchísimo. ¡Y que no te genera ningún conflicto! Tienes la absoluta tranquilidad de que gran parte de lo que comes lo eliges con criterio saludable, y por eso te sienta tan bien elegir esa *pizza* solo por placer. Claro, que sí, ¡no es la final del mundial todos los días! Hasta aquí todo perfecto.

Llega el día, estás con tus amigos en el salón, y empieza el partido. Todo son risas, nervios y euforia. El timbre suena. ¡Son las *pizzas*! Pero estás tan pendiente de la tele que comienzas a engullir casi sin fijarte en lo que haces, devoras. Solo te das cuenta de que te la has comido casi una *pizza* entera cuando empiezas a sentir tu estómago demasiado lleno.

¿De qué era la *pizza*? Prácticamente, ni te has enterado de lo que te ibas metiendo en la boca, ¿verdad? No has prestado atención, y tu cerebro tampoco. Toda la semana esperando este placer, y ni lo has disfrutado como se merecía.

Este «piloto automático» con el que solemos comer, hace que comamos mucha más cantidad de la necesaria y que no disfrutemos del plato.

El ejemplo de la *pizza* puede ser una situación muy específica, pero no dista tanto de lo que hacemos normalmente: comer con el móvil en la mano, o con la tele puesta, engullendo y sin prestar atención.

Desactiva el piloto automático.

Practica la atención plena. Presta atención, de forma consciente, tanto a lo que comes como a las señales internas que te está enviando tu cuerpo.

Prestar atención al acto de comer y escuchar las señales internas que te está mandando tu cuerpo te ayudará a mejorar tu relación con la comida, a diferenciar entre el hambre real y el emocional, y decidir de forma consciente qué comes, cuánta cantidad y a qué velocidad.

Mis pacientes se asombran cuando les digo que no voy a imponerles cantidades de alimentos (¡quién mejor que tú para saber cuánta cantidad necesitas cada día!), ni tampoco voy a marcarles una velocidad de comer específica. Y, por supuesto, nada de esos trucos antiguos de contar masticaciones ¡o comer con palillos! Ni mucho menos andar pesando la comida ni medirla.

Lo que les enseño, y voy a enseñar a ti, es a identificar tus sensaciones de hambre y saciedad. Y que decidas tú, de forma consciente, escuchando a tu cuerpo, cuánta cantidad necesitas comer en cada comida.

Lo único que te pido es: «Disfruta de todas tus comidas como si estuvieses en un menú degustación. Aplicando los cinco sentidos».

Se trata de que comas saboreando cada bocado, sin distracciones. Si lo haces así, de manera secundaria, sin imponértelo nadie ni sufrir a lo tonto, lograrás comer más lento, menos cantidad, haciendo mejores elecciones y, lo más importante, DISFRUTANDO.

Lo de comer con atención plena puede que se te olvide en las primeras comidas, ¡y en muchas de las siguientes! No importa. Llevas toda la vida comiendo en piloto automático. Ya verás que, con la práctica, cada semana será un poquito mejor.

> La atención no es difícil,
> solo tenemos que recordar hacerlo.
>
> Sharon Salzberg

Ejercicio para comer con atención plena

Ahora vamos a introducir otro truco para que lo pongas en práctica desde ya. Cada vez que comas, te animo a que observes qué estás comiendo y de qué forma lo estás haciendo.

Lo más importante de este ejercicio es que lo hagas SIN JUZGAR. Solo quiero que PRESTES ATENCIÓN a qué está pasando. Y ya verás que, solo por eso, en las siguientes comidas, inconscientemente, algunas cosas se irán regulando. Si te juzgas y te culpas, entrarás de nuevo en el círculo vicioso de prohibición, deseo, culpabilidad... Y ya hemos quedado en que eso no funciona. Dale la vuelta. Céntrate en escucharte y observarte, con el único objetivo de disfrutar. Lo demás, poco a poco, pasará solo.

Te dejo, a continuación, el listado de preguntas que quiero que te hagas la próxima vez que comas algo. Pueden ser estas u otras que se te ocurran. Pero recuerda, que en tu observación y en tu respuesta no debe haber nada de juicio. Solo estamos en «modo observador».

¿Qué estoy comiendo? Ej. brócoli, bocadillo, chocolate.

¿Para qué lo estoy comiendo? Ej. para nutrirme, para satisfacer mi hambre real, para mitigar mi aburrimiento.

¿Cómo me lo estoy comiendo? Ej. rápido, lento, tranquilamente, ansiosamente.

¿Dónde me lo estoy comiendo? Ej. en el sofá, en la mesa del comedor, de pie en la encimera de la cocina.

¿Cuándo me lo estoy comiendo? Ej. a las 14.00 h del mediodía, 19.00 h de la tarde o 23.00 h de la noche.

¿Cuánto estoy comiendo? Ej. un plato de verdura, un filete de pescado o media tableta de chocolate.

Ya está, no tienes que hacer nada más. El simple hecho de haber sido consciente de todas estas respuestas hará que en la próxima comida muchas de estas preguntas ya aparezcan de forma inconsciente en tu mente… impulsándote a reflexionar y a tomar mejores decisiones. Y si no, en la siguiente. Tranqui. Esto va de practicar.

10.2. CONECTA CON TU CUERPO

Como te decía, los alumnos de mis cursos y mis pacientes se asombran cuando les digo que todas las pautas de alimentación que les voy a dar van a ser **SIN CANTIDADES.**

¡¿Cómo voy a saber yo qué cantidad vas a necesitar en cada momento?! No tengo ni idea si ese día has hecho ejercicio, o no has desayunado, o has tenido comilona al mediodía...

¡Quién mejor que tú para saber cuánta cantidad de comida necesitas cada día!

Por eso, en lugar de torturarte, vamos a ser congruentes y te voy a enseñar a conectar con tu cuerpo y a tomar conciencia de tus señales de hambre y saciedad.

Una de las herramientas que te ayudará a hacerlo, de las más conocidas, y que lleva años siendo utilizada en el campo de la alimentación consciente y la nutrición, es la **ESCALA DEL HAMBRE.** Sirve para evaluar el nivel de hambre y saciedad de una persona y promover una alimentación más consciente. El ejercicio consiste en preguntarte cuánta hambre tienes y puntuarla según esta escala con la máxima precisión. Los valores van del 1 (máxima hambre) al 10 (máxima saciedad). Al realizar este ejercicio, serás capaz de tomar conciencia de tu cuerpo y de tus sensaciones, y según el resultado, podrás valorar con mejor criterio la cantidad de comida que pondrás en el plato.

1. Extremadamente hambrienta.

2. Ansia por comer e irritable.

3. Bastante hambrienta, con urgencia.

4. Hambre discreta, sin urgencia.

5. Ni hambrienta ni llena.

6. Comienzas a sentirte saciada.

7. Cómodamente llena, satisfecha.

8. Demasiado llena.

9. Incómodamente llena.

10. Extremadamente llena.

Encontrarás muchas versiones, según los diversos autores que la han adaptado a su método, pero todas funcionan igual básicamente. Te aconsejo que realices esta práctica al menos durante una semana, en cada una de tus comidas. Se trata de que valores del 1 al 10 cuánta hambre tienes antes de comer y cuánta después. Si descubres que acabas de comer con una puntuación de 4-5 (nivel intermedio, ni te has saciado ni te has quedado con demasiada hambre) y luego llegas a la siguiente comida con un 2 (te comerías un caballo), está claro que te podrías haber puesto más cantidad en la comida anterior. Y lo mismo, al contrario.

10.3. ALIMENTACIÓN FLEXIBLE

Haz de tu alimentación saludable una experiencia placentera. Disfruta de cada comida. A lo largo de este libro te he ido dando diferentes ideas de menús para hacértelo más fácil, pero son solo eso, ideas, sugerencias. Es superimportante que tú decidas lo que quieres comer cada día. ¿Qué te apetece de verdad? ¿Salado o dulce? ¿Caliente o frío? ¿Crujiente o blandito? Quizá no te apetecen esas acelgas que tenías previstas, pero sí una ensalada de tomate con aguacate. O algo menos nutritivo. Sé flexible. Sé feliz.

La alimentación flexible busca precisamente eso. Que todas tus decisiones sean libres y valoradas de forma individual, para que no afecten a tu relación global con la comida. A mis pacientes siempre les hago esta broma: «Solo te voy a prohibir una cosa: que lo hagas perfecto». Hacerlo perfecto no funciona.

En el libro *Nutrición Intuitiva* de Evelyn Tribole y Elyse Resch, podemos encontrar perlas de sabiduría como las siguientes:

> Es superimportante tener una experiencia alimentaria satisfactoria, y no digamos placentera.

> Hay momentos en los que un trozo de pastel es justo lo que necesitas para satisfacer tus papilas gustativas. Consumir este tipo de alimentos no significa que no comas bien.

> ¿Cuántas veces te has comido una tortita de arroz cuando lo que te apetecía de verdad eran patatas fritas?

La alimentación intuitiva puede dar un poco de respeto, pero no temas. La cultura de la dieta nos ha dicho que cualquier pequeño error es catastrófico, que las consecuencias de fallar son terribles. Pero no es así. Puedes fiarte de tu intuición tranquilamente, porque esto no va de cumplir o fallar, ya lo verás en el siguiente punto. Pero antes, te dejo una anécdota con la que lo entenderás estupendamente:

En la época de la facultad tenía una compañera que comía bastante mal. Todo ultraprocesados, hidratos refinados, nada de verdura... ya te imaginas el cuadro. Un día se levantó con el objetivo de comer verdura, y al mediodía se preparó una coliflor con bechamel, bacón y queso. Le quedó tan rico que tomó la costumbre de hacérselo una vez al mes. Y ese día, toda orgullosa, me decía invariablemente: «Ay chica, hay que comer de todo».

A mí me hacía mucha gracia que ella pensara que, solo por ese día, ya había realizado un cambio positivo en su alimentación. Porque, evidentemente, aquel consumo puntual de verdura, y con tan poca frecuencia, no iba a tener ninguna repercusión en su alimentación global ni en su aporte de nutrientes, ni por supuesto en su salud.

Pues al revés es lo mismo.

Si casi siempre comes sano y de vez en cuando comes algo que no te nutre, no va a tener ningún efecto en tu salud.

En mis consultas individuales siempre me gusta hacer esta metáfora. Imagínate que estás encima de un caballo con las riendas en la mano. Si llevas las riendas muy cortas, muy tirantes, el caballo no andará. En cambio, si las sueltas, el caballo va a desbocarse. Y sabemos que eso no puede salir bien. Con la alimentación, es lo mismo.

No se trata de llevar una alimentación tan rígida que te impida avanzar en tu proceso de cambio. Pero si sueltas las riendas, tus hábitos se desbocarán, y tampoco alcanzarás tus objetivos.

¿Por qué no funcionan las riendas tirantes? Porque somos humanos, ¡leñe!, y buscamos en la comida no solo saciedad sino también satisfacción. En las dietas cerradas, restrictivas, no hay placer. Si yo te pauto algo, te controlo de forma férrea, y encima, no obtienes placer, mi pauta va a provocarte el efecto contrario. Ya no te cuento si te pones a hacer una dieta en la que has de estar todo el día pesando alimentos y pasando hambre real. ¡Ay, madre! ¡Menuda tortura! Eso está destinado a salir mal.

Tú llevas las riendas. Tú decides cuándo soltarlas. Y para no «caerte del caballo», cuando veas que amenaza con desbocarse, lo único que tienes que hacer es dar un tironcito de riendas y vuelve a reconducirlo hacia tus buenos hábitos.

Es común pensar que «comer sano» es sinónimo de elegir solo alimentos de buena calidad nutricional. Sin embargo, esta creencia no fomenta una relación saludable con la comida. Comer de forma saludable es cuidar la alimentación con respeto y placer. Sin este último ingrediente dejaríamos de hacer algo tan básico y necesario como alimentarnos. Un hogar sin dietas.

María Neira

10.4. DERRIBA EL MURO

Como ves, todo va de saber escucharte. Conectar con tu cuerpo te da el criterio necesario para tomar decisiones más responsables. Pero también te ayuda a salir de ese bucle de restricciones impuestas, que solo te llevan a la frustración y a la culpabilidad.

Cuando decides comer sano desde el autocuidado, de forma consciente, de forma natural... La presión se esfuma.

Cuando dejas de prohibírtelo, el deseo disminuye.

Y logras tener una relación más amable contigo y con la comida.

Te suena esto de: «Bueno, como hoy ya me he pasado, total...». Si te comes un dónut a media mañana, parece que ya te rindes. Ya has fallado. Ya las has fastidiado. Y, ala, bocata al canto para la comida. Total...

Total, ¿qué? En realidad, la razón de que te sientas así es porque sientes que te has saltado las «reglas». Para ti, ese dónut es algo malo. Algo prohibido. Un delito. Así que, como ya no puedes decir que estás «en el lado bueno de la ley», te lanzas al desenfreno.

Sin embargo, cuando la motivación nace de tu interior, cuando lo que buscas es tu bienestar, por decisión propia, porque quieres darte amor y cuidarte, ese: «Bueno, total...», pierde todo su sentido.

Cuando vives en la cultura de la dieta, habitas una realidad en la que coexisten dos mundos absolutamente opuestos. El bien y el mal. Lo permitido y lo prohibido. Y tú solo puedes estar a un lado o a otro. Mi compañera Gabriela Uriarte, dietista-nutricionista, experta en cambio de hábitos y todo un referente en el mundo de la nutrición, una vez hizo un guiño a la serie *Juego de Tronos* llamando a esta línea entre el bien y el mal... «El Muro».

Me encantó esa referencia, y la invité a hablar sobre el tema en mi cuenta de Instagram . En ese directo tuvimos una deliciosa conversación en la reflexionamos largo y tendido sobre «El Muro», y sobre la necesidad de derrumbarlo para poder construir una relación sana y equilibrada con la comida.

A un lado del muro está todo lo permitido, «lo bueno». Cuando estás allí te estás portando bien, estás cumpliendo con las normas. Al otro lado, el lado oscuro, está todo «lo malo», lo prohibido (y por lo tanto, lo deseado). Si fallas, caes en ese lado. El lado del fracaso. El lado de la culpa. De la decepción.

Así es tu mundo cuando estás a dieta:

ESTÁ MAL	ESTÁ BIEN
Dulces. Patatas fritas. Croquetas. Pizza. Helado. ...	Lechuga. Verdura. Pollo. Pescado hervido. Fruta. ...
El lado del mal está lleno de cosas divertidas, deseables, que asocio a mi libertad y a mi deseo.	El lado del bien es una cárcel llena de alimentos aburridos, restricciones y castigos.

Y cada vez que caes en el lado del mal... aparece la culpa. «No he sido capaz de hacerlo bien.» «No he sido fuerte, no he podido aguantar en el lado bueno.» Y te prometes que ya volverás a intentarlo el lunes, o en enero, o cuando te toque la consulta con tu nutricionista, o cuando...

Y ponerte esa fecha es aterrador, porque es como una CONDENA. Significa que, a partir de ese día, volverás a ENTRAR EN LA CÁRCEL. A partir de ese día, volverán las prohibiciones, las restricciones, la tortura. Y rezarás para que esta vez sea diferente. Para que, por algún milagro, ya no te apetezca nada de lo prohibido, y puedas vencer la tentación.

El problema es no aceptar que siempre te va a apetecer comer ese tipo de alimentos. A ti, a mí y a todos. ¡Y eso está genial! ¡No pasa nada!

La moralización de los alimentos, el dividirlos en buenos y malos, lo único que provoca es que vayas acumulando una presión que, en algún momento, saldrá de la peor manera. La prohibición llama al deseo. ¿Cuánto tiempo vas a aguantar en ese calvario? Poco, te lo aseguro. Vas a volver a pasar al «lado oscuro». ¡Y a lo bestia!

Por cierto, nos han hecho creer que los alimentos «buenos» (las verduras, el pescado, las legumbres...) son los alimentos aburridos. Y que los ultraprocesados son los que más placer nos dan. Pero no es así, en absoluto. No me digas que no está más bueno un rodaballo al horno que una *pizza* congelada. Y cuesta casi lo mismo hacerlo. Si pudieras elegir libremente, elegirías lo primero. Pero, muchas veces, lo que nos gusta es «saltarnos las normas». Gabriela, en el directo, dejó está pregunta a las personas que estaban viéndonos:

¿Me gusta porque está rico o me gusta porque está prohibido?

DERRIBAR «EL MURO», supone tirar por tierra esa clasificación de «bueno» o «malo». Un alimento nutritivo no tiene por qué ser siempre «bueno», ni uno poco nutritivo tiene por qué ser siempre «malo». Depende de la persona, de sus hábitos. Del contexto general. Es algo que debe tratarse de forma individualizada.

Y voy a terminar con un mensaje que ya te he dicho muchas veces, pero ahora, al final de este viaje maravilloso, me encantaría dejarte como despedida. NO tienes que hacerlo perfecto. Solo tienes que hacerlo. Unas veces mejor, otras veces peor, sin culpa, con mucho amor, disfrutando de cada nuevo aprendizaje, de cada reto logrado, de cada paso que te acerque a tu objetivo, y de cada capricho que te concedas.

Has llegado hasta aquí libremente, a este lugar sin muros. Y has venido para quedarte, porque aquí te sientes bien. ¡Felicidades!

Por qué será que en cuanto un hombre construye un muro,
su vecino inmediatamente quiere saber qué hay al otro lado.

Tyrion Lannister, *Juego de Tronos*

Y ahora ya sabes que...

↓

Presta atención plena al acto de comer. Pregúntate qué comes, dónde, cuánto, y por qué. No juzgues las respuestas. Solo disfruta del hecho de escucharte y conocerte mejor.

Conecta con tu cuerpo. Sé el mejor camarero del mundo y sírvele exactamente lo que te está pidiendo. ¡Ya verás que propina te deja!

Derriba el muro. Ni bueno ni malo ni cárcel ni culpa. Solo tú y tus riendas. Explora el fascinante mundo de tus nuevos hábitos saludables, sin límites y a tu manera.

AGRADECIMIENTOS

Agradezco de corazón a todas las personas que han hecho posible la realización de este libro. Su apoyo, orientación y confianza han sido inestimables a lo largo de este viaje.

A mi familia, por su amor incondicional y paciencia durante las largas horas que pasé escribiendo. Gracias por motivarme tanto y por ser mi fuente constante de inspiración.

A mis amigos, por creer siempre en mí con tanto entusiasmo, y por todas las celebraciones que vamos a disfrutar.

A mis colegas y amigos en el campo de la nutrición, quienes me han inspirado durante toda mi carrera profesional con sus conocimientos y experiencias. Algunos habéis sido para mí mentores fundamentales en mi desarrollo profesional. Sin vosotros, no sabría ni la mitad.

A todos esos profesionales que me han acompañado durante estos años en la divertida aventura de las redes sociales, que han compartido esas deliciosas charlas en directo conmigo y no sólo han enriquecido mi cuenta, sino mi mente.

A mis pacientes, quienes me han enseñado tanto a lo largo de los años. Sus historias y desafíos son la verdadera fuerza que alimenta mi pasión por promover la salud a través de la nutrición Y su cariño y gratitud es la mejor recompensa que un profesional puede tener.

A mi amiga y fotógrafa Alma Moreno, gracias por las fotos y por estar ahí para todo, siempre que te necesito.

A mis editoras Leticia, Paula y al resto del equipo de Libros Cúpula por la gran oportunidad y por la confianza que siempre han mostrado en este proyecto desde el minuto cero.

A Anna Vicen, por ser la chispa que lo encendió todo. Comencé admirándote y gracias a ti he acabado siguiendo tus pasos.

A MªJosé Bausá, mi coach literaria, mi entrenadora, mi todo. Por estar ahí siempre que te he necesitado. Has sido mucho más que una coach. Gracias infinitas. No sé qué habría hecho sin ti.

A ti lector, que te has embarcado en este viaje conmigo, gracias por dedicarme tu tiempo. Y espero de todo corazón que este libro haya conseguido su propósito: derrumbar el muro que no te había permitido hasta ahora alcanzar esos hábitos que tanto deseabas, y sobre todo, reconciliarte con tu nutrición desde la alegría, el sentido común y la simplicidad.

Y, como dijo Úrsula Corberó al recoger su primer Premio Ondas: «Y me doy las gracias a mí también, por ser tan trabajadora y tan valiente. Porque nunca pensé que estaría donde estoy ahora. ¡Y por ser tan maja! ¡Hala!».

Gracias,

Andrea.

BIBLIOGRAFÍA

Ferran A., *et al. Tabla de composición de los alimentos.* Universidad de Barcelona-CESNID, 2004.

Rodríguez Delgado, J., y MS Hoyos Vázquez. «Los Zumos de Frutas y Su Papel En La Alimentación Infantil. ¿Debemos considerarlos como una bebida azucarada más? Posicionamiento Del Grupo de Gastroenterología y Nutrición de La AEPap.» *Pediatría Atención Primaria*, vol. 19, núm. 75, 2017, pp. 103-116, <https://scielo.isciii.es/scielo.php?script=sci_arttext&pid=S1139-76322017000400002>.

Mousavi, Seyed Mohammad y otros. «Consumo de huevos y riesgo de mortalidad por todas las causas y por causas específicas: una revisión sistemática y un metanálisis de dosis-respuesta de estudios prospectivos.» *Avances en nutrición (Bethesda, Maryland)*, vol. 13, núm. 5, 2022, pp. 1762-1773, <doi:10.1093/advances/nmac040>.

Unión Europea. «Reglamento (CE) No 1924/2006 del Parlamento Europeo y del Consejo de 20 de diciembre de 2006 relativo a las declaraciones nutricionales y de propiedades saludables en los alimentos.» *Diario Oficial de la Unión Europea*, vol. L 404, no. 9, 20 de diciembre de 2006, p. 9.

Wilkinson, Michael J., *et al.* «Ten-Hour Time-Restricted Eating Reduces Weight, Blood Pressure, and Atherogenic Lipids in Patients with Metabolic Syndrome.» *Cell Metabolism*, vol. 31, no. 1, 2020, pp. 92-104. <e5, oi:10.1016/j.cmet.2019.11.004>.

Diniz, Geyze, *et al.* «The Effects of Gratitude Interventions: A Systematic Review and Meta-Analysis.» *Einstein* (Sao Paulo, Brazil), vol. 21, 2023, <doi:10.31744/einstein_journal/2023rw0371>.

Robledo González, Brenda, *et al.* «Relación entre aprecio corporal, alimentación intuitiva y gratitud: Una revisión/Relationship between body appreciation, intuitive eating and gratitude: A review.» *Revista Mexicana de trastornos alimentarios* [Mexican journal of eating disorders], vol. 11, no. 2, 2022, pp. 171-182, <doi:10.22201/fesi.20071523e.2021.2.735>.

Paso 1

Babio, Nancy, *et al.* «Alimentos ultraprocesados: Revisión crítica, limitaciones del concepto y posible uso en salud pública.» Junio 2020. Editado por *Unidad de Nutri-*

ción Humana, Universitat Rovira i Virgili. 1.ª edición, Reus, 30 de junio de 2020. ISBN edición digital: 978-84-09-22024-3.

Clemente-Suárez, VJ, *et al.* «La carga de los carbohidratos en la salud y la enfermedad.» *Nutrientes*, vol. 14, 2022, artículo 3809, <https://doi.org/10.3390/nu14183809>.

Díaz, María Consuelo, and Alice Glaves. «Relación Entre Consumo de Alimentos Procesados, Ultraprocesados y Riesgo de Cáncer: Una Revisión Sistemática.» *Revista Chilena de Nutrición: Órgano Oficial de La Sociedad Chilena de Nutricion, Bromatologia y Toxicologia*, vol. 47, no. 5, 2020, pp. 808-821, <doi:10.4067/s0717-75182020000500808>.

Isaksen, I. M., & Dankel, S. N. «Ultra-processed food consumption and cancer risk: A systematic review and meta-analysis.» *Clinical Nutrition*, vol. 42, no. 6, 2023, pp. 919-928. <doi:10.1016/j.clnu.2023.03.018>.

Lane, M. M., *et al.* «Consumo de alimentos ultraprocesados y salud mental: una revisión sistemática y un metanálisis de estudios observacionales.» *Nutrientes*, vol. 14, no. 13, 2022, artículo 2568. <doi:10.3390/nu14132568>.

Valles-Colomer, M., *et al.* «The neuroactive potential of the human gut microbiota in quality of life and depression.« *Nature Microbiology*, vol. 4, no. 4, 2019, pp. 623-632.

Winter, G., *et al.* «Gut microbiome and depression: what we know and what we need to know.» *Reviews in Neuroscience*, vol. 29, no. 6, 2018, pp. 629-643. <doi: 10.1515/revneuro-2017-0072>.

Leidy, H. J., Armstrong, C. L., Tang, M., Mattes, R. D., & Campbell, W. W. *«La influencia de una mayor ingesta de proteínas y una mayor frecuencia de alimentación en el control del apetito en hombres con sobrepeso y obesidad.»* Obesidad, vol. 18, no. 9, 2010, pp. 1725-32.

Escudero Álvarez, E., and P. González Sánchez. «La Fibra Dietética.» *Nutrición Hospitalaria: Organo Oficial de La Sociedad Española de Nutrición Parenteral y Enteral*, vol. 21, 2006, pp. 61-72, https://scielo.isciii.es/scielo.php?script=sci_arttext&pid=S0212-16112006000500007.

Johnson, Spencer. *Quien se ha llevado mi queso («Who Moved My Cheese?»)*. Ediciones Urano., 2000.

Lechter, Sharon. *Tu zona extraordinaria: Sé líder de tu vida y alcanza tus metas.* Penguin Random House Grupo Editorial, 2017.

Paso 2

Pollan, Michael. *El detective en el supermercado*. Editorial Planeta, Madrid, 2010.

Delpino, Felipe Mendes, *et al.* «Ultra-Processed Food and Risk of Type 2 Diabetes: A Systematic Review and Meta-Analysis of Longitudinal Studies.» *International Journal of Epidemiology*, vol. 51, no. 4, 2022, pp. 1120-1141, <doi:10.1093/ije/dyab247>.

Shu, Long, *et al.* «Ultra-Processed Food Consumption and Increased Risk of Metabolic Syndrome: A Systematic Review and Meta-Analysis of Observational Studies.» *Frontiers in Nutrition*, vol. 10, 2023, <doi:10.3389/fnut.2023.1211797>.

Delpino, Felipe Mendes, *et al.* «Intake of Ultra-Processed Foods and Sleep-Related Outcomes: A Systematic Review and Meta-Analysis.» *Nutrition (Burbank, Los Angeles County, Calif.)*, vol. 106, no. 111908, 2023, p. 111908, <doi:10.1016/j.nut.2022.111908>.

Guo, Lei, *et al.* «Association of Ultra-Processed Foods Consumption with Risk of Cardio-Cerebrovascular Disease: A Systematic Review and Meta-Analysis of Cohort Studies.» *Nutrition, Metabolism, and Cardiovascular Diseases: NMCD*, vol. 33, no. 11, 2023, pp. 2076-2088, <doi:10.1016/j.numecd.2023.07.005>.

Malhotra, Anita, *et al.* «Industrially Produced Trans Fat: Usage, Health Implications, Global and Indian Regulations.» *Indian Journal of Public Health*, vol. 65, no. 1, 2021, p. 71, <doi:10.4103/ijph.ijph_851_20>.

Moradi, Sajjad, *et al.* «Ultra-Processed Food Consumption and Adult Obesity Risk: A Systematic Review and Dose-Response Meta-Analysis.» *Critical Reviews in Food Science and Nutrition*, vol. 63, no. 2, 2023, pp. 249-260, <doi:10.1080/10408398.2021.1946005>.

Narula, Neeraj, *et al.* «Food Processing and Risk of Inflammatory Bowel Disease: A Systematic Review and Meta-Analysis.» *Clinical Gastroenterology and Hepatology: The Official Clinical Practice Journal of the American Gastroenterological Association*, vol. 21, no. 10, 2023, pp. 2483-2495. <e1, doi:10.1016/j.cgh.2023.01.012>.

Shu, Long, *et al.* «Ultra-Processed Food Consumption and Increased Risk of Metabolic Syndrome: A Systematic Review and Meta-Analysis of Observational Studies.» *Frontiers in Nutrition*, vol. 10, 2023, <doi:10.3389/fnut.2023.1211797>.

Wang, Mei, *et al.* «Ultra-Processed Foods Consumption Increases the Risk of Hypertension in Adults: A Systematic Review and Meta-Analysis.» *American Journal of Hypertension*, vol. 35, no. 10, 2022, pp. 892-901, <doi:10.1093/ajh/hpac069>.

Smith-Spangler, Crystal, *et al.* «Are Organic Foods Safer or Healthier than Conventional Alternatives?: A Systematic Review.» *Annals of Internal Medicine*, vol. 157, no. 5, 2012, p. 348, <doi:10.7326/0003-4819-157-5-201209040-00007>.

Włodarek, Dariusz, and Hubert Dobrowolski. «Fantastic Foods and Where to Find Them—Advantages and Disadvantages of Nutri-Score in the Search for Healthier Food.» *Nutrients*, vol. 14, no. 22, 2022, p. 4843, <doi:10.3390/nu14224843>.

Paso 3

Pierre, A., Amar, P. *Guía práctica del Coaching*. Ediciones Paidós, 2007.

Dilts, R. *Coaching. Herramientas para el cambio*. Ediciones Urano, 2004.

Tolle, E. *El poder del ahora*. Gaia Ediciones, 2007.

Hall, M., Duval, M. *Coaching Change for Success for Transformation. Meta-Coaching Volume I*. Neuro-Semantic Publications, 2004.

Fleta Y, Giménez J. *Coaching nutricional: Haz que tu dieta funcione*. Penguin Random Group, 2015.

Paso 4

Codex Alimentarius. FAO. OMS. «Norma para la Harina Integral de Maíz» (CXS 154-1985). Revisada en 1995. Enmendada en 2019.

CX/NFSDU 01/3. Directrices sobre la Utilización de Declaraciones de Propiedades Nutricionales: Proyecto de Cuadro de Condiciones para los Contenidos de Nutrientes (Parte B, que contiene disposiciones sobre fibra dietética) - Observaciones en el Trámite 6 del Procedimiento. *Programa Conjunto FAO/OMS sobre Normas Alimentarias*. Comité del Codex sobre Nutrición y Alimentos para Regímenes Especiales, 23.ª reunión, Berlín, Alemania, 26-30 de noviembre de 2001. Publicado en septiembre de 2001.

Ejecutivo, Director y Gestión Operativa. «Aditivos alimentarios.» *Autoridad Europea de Seguridad Alimentaria*, <https://www.efsa.europa.eu/es/topics/topic/food-additives. Consultado el 20 de diciembre de 2023>.

España. «Leyes Publicadas en el Boletín Oficial del Estado.» *Boletín Oficial del Estado*. [1985] - [2023].

Paso 5

«BOE-A-2019-6994 Real Decreto 308/2019, de 26 de abril, por el que se aprueba la norma de calidad para el pan.» *Boe.es*, <https://www.boe.es/diario_boe/txt.php?id=BOE-A-2019-6994>. Último acceso 20 de diciembre de 2023.

Salas-Salvadó, Jordi. «Quinta Lección Jesús Culebras; Los Frutos Secos: Efectos Sobre La Salud, La Obesidad y El Síndrome Metabólico.» *Nutricion Hospitalaria: Organo Oficial de La Sociedad Espanola de Nutricion Parenteral y Enteral*, vol. 31, no. 2, 2015, pp. 519-527, <doi:10.3305/nh.2015.31.2.8533».

García-González, A., *et al*. «Virgin Olive Oil Ranks First in a New Nutritional Quality Score Due to Its Compositional Profile.» *Nutrients*, vol. 15, 2023, p. 2127. <doi:10.3390/nu15092127>.

Paso 6

Babio, Nancy, *et al.* «Importancia de los alimentos lácteos en la salud cardiovascular: ¿enteros o desnatados?» *Nutrición Hospitalaria*, vol. 35, no. 6, noviembre-diciembre (2018), pp. 1479-1479.

BEDCA. «Tabla de Alimentos Ricos en Calcio.» Base de Datos Española de Composición de Alimentos, <https://www.bedca.net/bdpub/>, 23 de agosto de 2023.

Alterman, Cheryl Long And. «Are Real Free Range Eggs Better?» *Mother Earth News – The Original Guide To Living Wisely*, Mother Earth News, 28 de octubre de 2020, <https://www.motherearthnews.com/real-food/free-range-eggs-zmaz07onzgoe/>.

«BOE-A-2006-17436 Real Decreto 1113/2006, de 29 de septiembre, por el que se aprueban las normas de calidad para quesos y quesos fundidos.» *Boe.es*, <https://www.boe.es/buscar/doc.php?id=BOE-A-2006-17436>. Último acceso 20 de diciembre de 2023.

Fuentes, Consuelo, *et al.* «Consumo de Lácteos y Prevención de Sobrepeso u Obesidad: Una Revisión de La Evidencia Actual.» *Revista Chilena de Nutricion: Organo Oficial de La Sociedad Chilena de Nutricion, Bromatologia y Toxicologia*, vol. 48, no. 6, 2021, pp. 942-954, <doi:10.4067/s0717-75182021000600942>.

Mente, Andrew, *et al.* «Diet, Cardiovascular Disease, and Mortality in 80 Countries.» *European Heart Journal*, vol. 44, no. 28, 2023, pp. 2560-2579. <doi:10.1093/eurheartj/ehad269>.

«¿Qué es la IL?» *Lactosa*, 17 de octubre de 2016, <https://lactosa.org/la-intolerancia/que-es-la-il/>.

Vergara, Monica, *et al.* «Associations of Changes in Blood Lipid Concentrations with Changes in Dietary Cholesterol Intake in the Context of a Healthy Low-Carbohydrate Weight Loss Diet: A Secondary Analysis of the DIETFITS Trial.» *Nutrients*, vol. 13, no. 6, 2021, p. 1935. <doi:10.3390/nu13061935>.

Diario Oficial de la Unión Europea. *Reglamento de Ejecución (UE) No 1093/2011 de la Comisión, de 28 de octubre de 2011,* relativo a la aplicación de excepciones a las normas de origen establecidas en el Protocolo relativo a la definición de productos originarios adjunto al Acuerdo de Libre Comercio entre la Unión Europea y sus Estados miembros y Corea.

Bouvard, Véronique *et al.* «Carcinogenicidad del consumo de carnes rojas y procesadas.» *The Lancet Oncology*, vol. 16, no. 16, 2015, pp. 1599-1600.

Sivasubramanian, Barath Prashanth, *et al.* «Comprehensive Review of Red Meat Consumption and the Risk of Cancer.» *Cureus*, vol. 15, no. 9, 2023, <doi:10.7759/cureus.45324>.

Raatz, Susan K., *et al.* «Consumption of Honey, Sucrose, and High-Fructose Corn Syrup Produces Similar Metabolic Effects in Glucose-Tolerant and -Intolerant Individuals.» *The Journal of Nutrition*, vol. 145, no. 10, 2015, pp. 2265-2272, <doi:10.3945/jn.115.218016>.

Ruiz-Ojeda, Francisco Javier, *et al.* «Effects of Sweeteners on the Gut Microbiota: A Review of Experimental Studies and Clinical Trials.» *Advances in Nutrition (Bethesda, Md.)*, vol. 10, no. suppl_1, 2019, pp. S31-S48. <doi:10.1093/advances/nmy037>.

Tilg, Herbert, and Timon E. Adolph. «Sucralose and Erythritol — Not Too Sweet.» *The New England Journal of Medicine*, vol. 389, no. 9, 2023, pp. 859-861. <doi:10.1056/nejmcibr2303516>.

Zhao, Yujie, *et al.* «The Relationship between Plant-Based Diet and Risk of Digestive System Cancers: A Meta-Analysis Based on 3,059,009 Subjects.» *Frontiers in Public Health*, vol. 10, 2022, <doi:10.3389/fpubh.2022.892153>.

Paso 7

Drewnowski, Adam. »Adjusting for Protein Quality by Food Source May Affect Nutrient Density Metrics.» *Nutrition Reviews*, vol. 79, no. 10, 2021, pp. 1134-1144. <doi:10.1093/nutrit/nuaa117>.

«El Plato Para Comer Saludable (Spanish — Spain).» *The Nutrition Source*, 24 de abril de 2015, <https://www.hsph.harvard.edu/nutritionsource/healthy-eating-plate/translations/spanish_spain/>.

Guerrero Wyss, Leonardo, and Samuel Durán-Agüero. «Consumo de Legumbres y Su Relación Con Enfermedades Crónicas No Transmisibles.» *Revista Chilena de Nutricion: Organo Oficial de La Sociedad Chilena de Nutricion, Bromatologia y Toxicologia*, vol. 47, no. 5, 2020, pp. 865-869, <doi:10.4067/s0717-75182020000500865>.

Judge, Bryan S., and Bernard H. Eisenga. «Disorders of Fuel Metabolism: Medical Complications Associated with Starvation, Eating Disorders, Dietary Fads, and Supplements.» *Emergency Medicine Clinics of North America*, vol. 23, no. 3, 2005, pp. 789-813. <doi:10.1016/j.emc.2005.03.011>.

Kosinski, Christophe, and François Jornayvaz. «Effects of Ketogenic Diets on Cardiovascular Risk Factors: Evidence from Animal and Human Studies.» *Nutrients*, vol. 9, no. 5, 2017, p. 517. <doi:10.3390/nu9050517>.

López-Luzardo, Michelle. «Las dietas hiperproteicas y sus consecuencias metabólicas.» *Anales venezolanos de nutrición*, vol. 22, no. 2, 2009, pp. 95-104, <https://ve.scielo.org/scielo.php?script=sci_arttext&pid=S0798-07522009000200007>.

Martínez, Sonia. «Veganismo: Cómo obtener proteínas en una dieta veggie.» *Nutriendo*, Nutriendo - Academia Española de Nutrición y Dietética, 22 de agosto de 2023, <https://www.academianutricionydietetica.org/veggie/proteinas-dieta-vegetariana/>.

Inchauspé, Jessie. *La revolución de la glucosa.* Editorial Planeta, 2022.

Cardero Reyes, Yusimy, *et al.* «Importancia Del Consumo de Hierro y Vitamina C Para La Prevención de Anemia Ferropénica.» *Medisan*, vol. 13, no. 6, 2009, pp. 0-0, <http://scielo.sld.cu/scielo.php?script=sci_arttext&pid=S1029-30192009000600014>.

de Miranda, Jeniffer Ferreira, *et al.* «Kombucha: A Review of Substrates, Regulations, Composition, and Biological Properties.» *Journal of Food Science*, vol. 87, no. 2, 2022, pp. 503-527. <doi:10.1111/1750-3841.16029>.

Salk Institute. «Clinical Study Finds Eating within 10-Hour Window May Help Stave off Diabetes, Heart Disease.» *Science Daily*, diciembre de 2019, <https://www.sciencedaily.com/releases/2019/12/191205141731.htm>.

Villarroel, Pía, *et al.* «Almidón Resistente: Características Tecnológicas e Intereses Fisiológicos.» *Revista Chilena de Nutricion: Organo Oficial de La Sociedad Chilena de Nutricion, Bromatologia y Toxicologia*, vol. 45, no. 3, 2018, pp. 271-278. <doi:10.4067/s0717-75182018000400271>.

Paso 8

De tiempo breves pero seguros ayudarán a mantener los alimentos refrigerados a, Estos Límites, *et al.* «TABLA DE ALMACENAMIENTO EN REFRIGERADOR Y CONGELADOR.» *Fda.gov*, https://www.fda.gov/media/76116/download. Último acceso 20 de diciembre de 2023.

Delbrassinne, Laurence, *et al.* «Follow-up of the Bacillus Cereus Emetic Toxin Production in Penne Pasta under Household Conditions Using Liquid Chromatography Coupled with Mass Spectrometry.» *Food Microbiology*, vol. 28, no. 5, 2011, pp. 1105-1109. <doi:10.1016/j.fm.2011.02.014>.

Rodrigo, Dolores, *et al.* «Risk of Bacillus Cereus in Relation to Rice and Derivatives.» *Foods (Basel, Switzerland)*, vol. 10, no. 2, 2021, p. 302, <doi:10.3390/foods10020302>.

Paso 9

Tribole, Evelyn y Elyse Resch. *Alimentación intuitiva: El retorno a los hábitos alimentarios naturales*. Gaia Ediciones, 2021.

Fleta, Y., y J. Giménez. *Coaching Nutricional: Haz que tu dieta funcione*. Barcelona: Penguin Random Group, 2015.

Thanarajah, Sharmili Edwin *et al.* «La ingesta de alimentos recluta circuitos dopaminérgicos orosensoriales y posingestivos para afectar el deseo de comer en humanos.» *Metabolismo Celular*, vol. 29, no. 3, 2019, pp. 695-706. e4.

Asociación Colombiana de Nutrición Clínica. «Revista de Nutrición Clínica y Metabolismo.» *Revista de Nutrición Clínica y Metabolismo*, <https://revistanutricion-clinicametabolismo.org/index.php/nutricionclinicametabolismo/article/view/rncm.v2n2.006/21>. Último acceso 20 de diciembre de 2023.

Codella, Roberto. «El Ejercicio Estimula La Actividad Del Cerebro y Desvía La Atención Por El Azúcar.» *Salud(i)Ciencia*, vol. 23, no. 1, 2018, pp. 70-71, <http://www.scielo.org.ar/scielo.php?script=sci_arttext&pid=S1667-89902018000200011>.

Codella, Roberto, *et al.* «Sugars, Exercise and Health.» *Journal of Affective Disorders*, vol. 224, 2017, pp. 76-86. <doi:10.1016/j.jad.2016.10.035>.

Paso 10

Tribole, Evelyn y Elyse Resch. *Alimentación intuitiva: El retorno a los hábitos alimentarios naturales.* Gaia Ediciones, 2021.

Neira, María. *Un hogar sin dietas*. 2021.
<https://www.nutriendomicambio.com/producto/ebook-un-hogar-sin-dietas/>

NOTAS Y OBJETIVOS

con

COC

ONUT